여성클리닉 전문의가 펼치는 임상노트

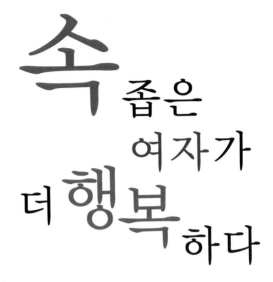

속 좁은 여자가 더 행복하다

심상인 지음
(한사랑산부인과 원장)

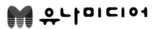
유나미디어

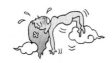

속 좁은 여자가 더 행복하다

지은이 _ 심상인
초판 인쇄 _ 2009.12.18
초판 발행 _ 2009.12.24

펴낸이 _ 김혜란
펴낸곳 _ 유나미디어
주소 _ (100-846)서울 중구 을지로 3가 315-4 을지빌딩 본관 906호
대표전화 _ (02)2276-0592
FAX _ (02)2276-0598
E메일 _ younamedia@hanmail.net
출판등록 _ 1999년 4월 6일 /제2-27901

ISBN 978-89-90146-12-0 /03510

값 14,000원

속 좁은
여자가
더 행복하다

Contents

_술은 언제부터 마실 수 있나요?
_재수술은 가능한가요?

Chapter 2: 당신의 몸을 처음처럼, 처녀막 복원
– 나, 다시 돌아갈래!

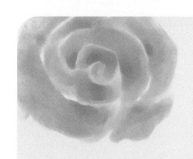

Chapter 3: 여성의 꽃, 소음순 성형
- 레이저로 리뉴얼하는 '제2의 얼굴'

Chapter 4: 남자가 더 좋아하는 이쁜이수술
- 속 좁은 여자가 더 행복하다

Chapter 5: 불감증 여성을 위한 음핵표피 제거술
-깨어나는 여성, 사랑받는 아내

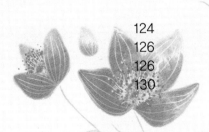

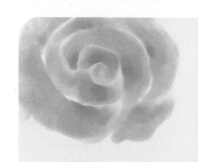

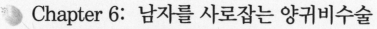

Chapter 6: 남자를 사로잡는 양귀비수술
– 당당한 여성이 아름답다

Chapter 7: 중년의 불청객, 요실금
– 황혼의 부부생활, 삶의 질을 높인다

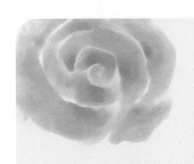

Chapter 8: 비만탈출의 최신 경향
– 여성의 아름다움은 권력이다

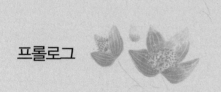

프롤로그

미(美), 20/80의 법칙

12

    1872년, 이탈리아의 경제학자인 빌프레도 파레토는 영국의 부(富)와 소득 유형을 연구하고 있었다. 이때 그는 영국 인구의 20%가 전체 부의 80%를 차지하고 있다는 점을 발견했다. 그리고 이 세상에는 새로운 법칙 하나가 탄생했다. 이것이 우리에게 '20/80의 법칙'으로 잘 알려진 파레토의 법칙이다.

    그런데 이 파레토의 법칙은 단지 경제 현상에만 적용되는 게 아니다. 실제로 대부분의 현상이 중요한 소수에 의해 결정된다는 20/80의 법칙은 세상사의 다양한 분야에 적용되곤 한다. 이를테면 다음과 같은 사례들이 그것이다.

    프로 운동선수의 20%는 대회 상금의 80%를 받는다. 20%의 직원은 전체 생산량의 80%를 책임진다. 백화점 매출액의 80%는 20%의 단골 고객이 올려준다. 전화의 80%는 20%의 사람들에게 걸려온다. 인간관계의 가치 중 80%는 20%의 관계가 좌우한다.

    이쯤 되면 이런 질문을 제기할 수 있을 듯하다. 그렇다면 파레토의 법칙은 과연 인간에만 적용되는 걸까? 연구 결과 파레토의 법칙은 곤충들의 세계에도 그대로 적용됐다.

    〈곤충기〉로 유명한 프랑스 생물학자 파브르는 오랫동안 개미 집단을 연구했다. 그 결과 개미 집단 내에서 20%만이 열심히 일하고 나머지 80%는 그저 일하는 흉내를 내고 따라하는 척할 뿐이라는 사실을 발견했다.

그는 곧 엉뚱한 상상을 했다. 20%의 모범 개미들만 따로 떼어 군집을 만들고 그 결과를 지켜보려 했던 것이다. 어쩌면, 그는 모든 개체들이 열심히 일하는 곤충 사회를 기대했는지도 모르겠다. 하지만 생각과 달리 결과는 똑같았다. 시간이 흐르자 역시 20%의 개미만 열심히 일을 하고 나머지 80%는 빈둥빈둥 놀고먹었던 것이다.

나는 이런 파레토의 법칙이 여성의 아름다움과도 무관하지 않다고 생각한다. 현실적으로, 이 세상은 20%의 미인과 80%의 평범한 여성으로 구성되어 있기 때문이다. 그리고 그 20%의 여성은 우리가 미처 모르는 사이 생활 깊숙이 파고들어 커다란 힘을 발휘한다. 즉 아름다움은 대인 관계, 가정생활, 직장 생활과 같은 다양한 영역에 커다란 영향력을 미치는 것이다.

사실, 세상은 언제나 미인에게 더 많은 기회를 준다. 우리 주변을 둘러보라. 아름다운 여성 주변에는 늘 사람이 끊이지 않는다. 사람들은 아름다운 여성과 함께 있고 싶어하고 그 곁을 떠나지 않는다. 사람들은 외모가 예쁜 여성일수록 상냥하고 다른 사람에게 더 잘할 거라고 생각한다.

특히 남녀 관계에서 아름다움은 그 무엇과도 비교할 수 없는 권력이다. 간단히 말해 아름다운 여성일수록 훌륭한 배우자를 만날 확률이 높아진다. 생각해 보라. 만일, 신데렐라가 아름다운 여성이 아니었다면 왕자가 그녀에게 빠져들었을까?

우리는 아름다움은 곧 특권인 시대에 살고 있다. 이는 미모를 경쟁력으로 여기는 사회 분위기에서도 잘 나타난다. 이를테면 우리나라 여성의 68%는 외모가 인생의 성패를 좌우한다고 생각한다. 또한 74.5%의 여성들은 부작용을 각오한 채 성형수술을 고민하고 있다. 이는 여성의 아름다움이 건강증명서 이상의 힘을 발휘하기 때문이다.

하지만 우리는 이런 현실에서 흔히 한 가지 사실을 간과하곤 한다. 그것은 바로 성의 문제이다. 인간은 의식주의 존재인 동시에 성적 존재이다. 심리학자인 존 B. 와츠슨은 이런 말을 남겼다. "섹스는 인생 과제 중 가장 중요한 것이다. 그것이 여자와 남자의 행복을 좌우한다." 이는 곧 성이 삶의 질을 향상시키고 인생 자체를 좌지우지할 만큼 영향력이 막강하다는 말이다.

더구나 21세기는 성에 대해 매우 자유로운 시대이다. 이를테면 우리는 다양한 매체들과 인터넷 등을 통해 아주 쉽게 성인 콘텐츠에 접근할 수 있다. 즉, 발가벗겨진 성이 하나의 상품처럼 유통되는 시대가 되어 버린 것이다. 여성의 몸 또한 금기로부터 해방됐다. 오늘날의 옷은 몸을 가려주는 게 아니라 오히려 몸을 드러내는 역할을 한다. 1910년대에 옷단 아래로 복사뼈가 보이는 스커트가 스캔들이 되었음을 생각하면 격세지감(隔世之感)을 느낄 수밖에 없다.

사람들은 일반적으로 부자와 가난한 사람을 다른 계층으로 분류하곤 한다. 즉, 부자와 가난한 사람이 평생 가난하거나 부자일 거라고 가정하는 것이다. 하지만 토머스 소웰에 의하면 미국인들은 실제로 10년 이상 한 계층에 머물지 않는다고 한다. 1975년, 하위 20%의 소득층에 속해 있던 절대 다수가 17년 후에는 상위 20%의 소득층에 속해 있었기 때문이다.

이것이 의미하는 바는 무엇일까? 이는 곧 마음만 먹는다면 평범한 80%에 해당하던 여성이 20%의 아름다운 여성이 될 수 있다는 뜻이다. 기원전 600년경, 그리스의 여류 시인인 사포는 "예쁘면 다 착하다"는 말을 했다. 이 책을 읽고 몸 안의 몸과 비만으로 인해 고통당하는 여성들이 예쁘고 착한 몸으로 거듭나기를 소망해본다.

2009년 11월 진료실에서

Chapter 1
알면 알수록 미묘한 여자의 몸
− 신비로운 내 · 외성기 미로 탐험

알면 알수록 미묘한 여자의 몸

🌸 여성은 강하다

지금까지 여성의 몸은 남자의 그것에 비해 뭔가 열등한 것으로 생각되곤 했다. 아마, 이는 남성이 여성보다 힘이 세다는 생물학적 특징에서 비롯된 것 같다. 하지만 그렇다고 여자가 남자보다 약한 건 아니다. 여성은 오히려 남성에 비해 훨씬 더 자연스럽고 강인한 생명력을 지니고 있기 때문이다.

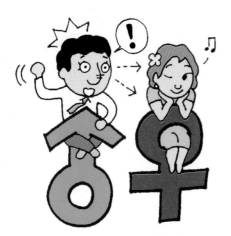

사실 여성은 남성에 비해 스트레스에 강하고 수명도 길며 뜻밖의 재난에서도 생존율이 더 높다. 왜 그럴까? 이는 기본적으로 남성과 여성의 몸 구조가 다른 데서 찾을 수 있다. 항상 외부 환경에 노출되는 남성은 막대한 양의 에너지를 소모할 수밖에 없다. 반면 여성의 몸은 훨씬 효율적으로 에너지를 사용하며 생명을 유지할 수 있게 되어 있다.

이를테면 남성보다 가는 여성의 뼈는 풍부한 지방과 적은 근육으로 둘러싸여 있다. 이는 뼈가 굵고 근육이 우람한 남성과 다른 여성만의 특징이다. 근육은 부피가 작지만 운동을 위해서는 많은 양의 에너지가 필요하다. 반면 지방은 몸에 저장돼 있으면서 에너지를 거의 소모하지 않는다.

이제, 여성의 몸이 근육을 포기하고 지방을 선택한 이유를 알 만하지 않은가. 여성의 몸은 한정된 몸집에 더 효율적으로 내장 기관을 배치할 수 있도록 되어 있는 것이다.

남성의 몸은 체중 가운데 절반이 근육이다. 반면 여성의 몸은 남성의 절반 정도의 근육을 갖는 대신 나머지를 지방으로 대신했다. 실제로, 여성의 몸에는 적어도 23% 정도의 지방이 있어야 한다. 그래야만 30년이 넘게 매달 제때에 생리를 하고 임신과 출산도 할 수 있다.

대개, 유사한 환경에서 생활하는 비슷한 몸무게의 남녀에게 기아 실험을 하면 여성이 더 오랜 시간을 견딘다. 그것은 여성의 몸에 더 많이 간직되어 있는 피하 지방이 에너지로 사용되기 때문이다. 이는 추위에 대한 실험에서도 마찬가지다. 남성은 추우면 근육을 떨어서 열을 만들고 체온을 유지한다. 반면 여성은 내복을 입는 것처럼 피하 지방을 두껍게 해 추위를 이긴다. 당연히, 여성이 추위에 더 강할 수밖에 없다.

여성의 몸은 근육을 포기하고 지방을 선택했다.

대체로 사람들은 근육이 발달하지 못한 사람은 몸이 약하다고 생각한다. 이런 이유로 남성들은 여성을 연약한 존재로 여긴다. 하지만 실제까지 그런 것은 아니다. 여성은 자신의 생명을 나누어서 또 다른 생명을 생산하는 창조적인 존재이다. 여성의 몸이 자연스러운 강인함을 가진 것은 이런 까닭에서다. 힘의 과시를 통해 자신의 존재를 확인하는 남성과 달리 여성의 몸은 있는 그대로 완전한 상태인 것이다.

TIP 난자와 정자

여자는 30만 개 정도의 난포를 지닌 채 태어나고 그중 500여 개 정도가 난자로 성숙해 배란된다. 이러한 난자는 인간의 몸에서 가장 크고 귀중한 단일 세포이다. 반면 남자는 매일 약 7000억~2억 마리 정도의 정자를 생산한다. 그리고 정자는 한 시간에 1200만 마리씩 새것으로 교체된다.

성기(聖器)이자 성기(性器)

여성의 성기는 성기(聖器)이자 성기(性器)이다. 여성의 자궁은 흔히 대지나 바다, 안식처에 비유되곤 한다. 여기에서 여성의 숭고한 모성과 생물학적 우수성이 잘 드러난다고 하겠다. 그런데도 남성들은 여성의 성기를 떠올릴 때 흔히 음흉한 미소를 짓곤 한다. 이는 여성의 그것을 성기(性器)로만 생각하기 때문이다.

사실 남성들의 관심은 여자를 유혹해서 섹스하고 형이하학적 쾌락을 느끼는 것에 집중돼 있다. 그런 탓에 남성들은 여성의 성기를 단지 섹슈얼한 어떤 것으로 생각하는 경향이 있다. 하긴, 대중매체들 또한 경쟁적으로 모든 사람들에게 관음증 환자가 되라고 강요하는 세상이다. 이런 현실에서 어느 누가 성기(聖器)에 대해 생각하겠는가?

하지만 여성의 성기는 눈으로 보이는 외음부가 전부가 아니다. 여성의 성기(聖器)는 모든 생명을 잉태하고 키우고 창조하는 역할을 하기 때문이다. 남자와 달리 중요한 생식 기관이 몸 안에 있는 여성의 성기는 내성기(聖器)와 외성기(性器)로 구분된다.

우리 몸의 다른 부분들처럼 여성의 성기 또한 엄연한 자기 몸의 일부이다. 물론, 자신의 몸을 살펴보는 일을 부끄럽게 생각하는 사람은 없을 것이다. 남성은 하루에도 몇 번씩 자신의 페니스를 보게 된다. 반면 여성은 웬만해서는 자신의 성기를 볼 기회가 없다. 지금부터 감춰져 있지만 아름답고 복잡하고도 미묘한 여성의 성기를 살펴보기로 하자.

✱신비로운 여성의 안쪽 - 내성기

여성의 내성기는 자궁, 난소, 난관으로 이루어진다. 자궁은 골반에 싸인 채 내성기의 중앙에 위치한 약 6~8cm 길이의 근육성 기관이다. 자궁 벽의 두께는 약 2cm 정도이다. 서양배를 거꾸로 놓은 것처럼 생긴 자궁은 혈관이 풍부한 자궁 내막으로 덮여 있다. 자궁 중간에 역삼각형 구조를 가진 부분은 자궁몸통, 자궁몸통의 가운데 있는 빈 공간은 자궁강이다. 자궁은 수정란이 성장하는 곳으로 임신을 하여 태아가 발육하면 그에 따라 점점 크기가 커진다. 출산 뒤에는 다시 원래의 크기로 줄어든다. 자궁은 작은 손상에도 임신의 기능을 잃어버리기 쉽다. 게다가 자궁은 아직까지 현대 의학으로도 이식이 불가능한 기관이다. 이런 이유로 생명이 잉태되는 장소인 자궁은 소중히 다뤄야 한다.

난소는 자궁의 위쪽으로 좌우에 붙어 있는 타원형의 납작한 기관이다. 약 4cm의 길이로 엄지손가락을 연상하면 되겠다. 난소는 난자를 만들고 여성 호르몬을 배출하는 역할을 한다. 여성은 난소에 약 30만 개의 난포(미성숙된 난자)를 가진 채로 태어난다. 그 뒤, 사춘기부터 폐경 때까지 매달 (28일) 완전히 성숙한 난자 한 개가 난소막을 뚫고 나오는 배란이 일어난다.

난관은 난소와 자궁을 연결하는 8~10cm 길이의 관이다. 난관은 난소에서 나온 난자를 자궁의 중심통로인 자궁강으로 내보내는 통로 역할을 한다. 또한 난관은 정자와 난자가 만나는 '오작교'이기도 하다. 난관의 끝은 난소에서 배란된 난자를 잡아끌기 위해 나팔 모양을 하고 있다.

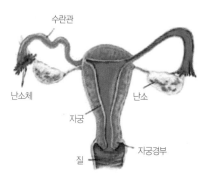

수란관

난소체　　　　　　난소

자궁

질　　　　자궁경부

여성의 자궁 내성기

자궁에 문제가 생기면 자궁근종, 자궁선근증, 자궁내막증 등 여러 가지 질병이 유발되고 심하면 불임이 될 수도 있다. 따라서 평상시에 자궁 건강에 좋은 생활 습관을 들일 필요가 있다. 자궁을 건강하게 유지하기 위해서는 먼저 규칙적으로 식사하는 습관을 들여야 한다. 이때 고기나 유제품 등의 산성 식품보다는 알칼리 식품이 몸에 좋다. 신선한 과일과 채소는 혈관을 건강하게 만들고 에스트로겐을 효과적으로 사용하게 해 안전한 착상과 유산 방지에 도움이 된다. 반면 카페인, 니코틴, 알코올 같은 해로운 식품과 자궁을 차게 하는 빙과류, 냉면, 수박, 참외 등은 좋지 않다.

의상은 몸에 여유가 있는 편안한 종류가 좋다. 많은 여성들이 즐겨 입는 배꼽티나 미니스커트는 자궁을 차게 하므로 좋지 않다. 몸에 꼭 끼는 청바지 등도 하체의 혈액 순환과 통풍을 방해하므로 피해야 한다. 지나친 비만이나 무리한 다이어트 등은 호르몬의 균형을 무너뜨려 무월경이나 자궁출혈을 유발할 수 있으니 주의하자. 한편, 여성의 질과 소음순은 이런저런 이유로 인해 젖어 있는 경우가 많다. 이를 질액 또는 냉, 대하라고 한다. 이는 개인에 따라, 그리고 시기에 따라 그 형태나 양, 빈도에 차이가 있다. 특히, 생리 주기에 따라 분비물이 조금씩 달라지기도 한다. 성인 여성이라면 정상적인 일이니 이를 문제 삼을 필요는 없다.

다만, 분비물이 형태가 이상하거나 양이 지나치게 많거나 냄새가 심할 때는 염증을 의심해 보아야 한다. 특히 분비물에 피가 섞이거나 색이 어두운 갈색을 띠거나 상한 우유처럼 뭉글뭉글한 점액이 다량 방출되는 경우는 반드시 진찰을 받도록 하자.

21

무리한 다이어트나 비만은 무월경, 자궁 출혈을 유발할 수 있다.

*무릎과 무릎 사이 - 외성기

● 대음순

외성기는 여성과 남성이 어떻게 다른지를 가장 잘 보여 주는 곳이다. 그중, 대음순은 여성의 성기 가운데 눈에 가장 잘 띄는 부분이다. 대음순은 표면이 거칠고, 거무스름한 색을 띠고 있으며, 성숙한 여성의 경우에는 이곳에 음모가 자란다.

대음순은 털이 나는 치구에서 항문 앞까지 걸쳐 있는 부드럽고 주름 잡힌 피부이다. 이 피부 조직은 지방과 땀샘, 피지샘, 신경 말단으로 이루어져 있다. 도톰한 피하 지방층이 양쪽으로 갈라져 있는 모습의 대음순은 섹스할 때를 제외하고는 서로 겹쳐져 요도구와 질구를 보호하는 역할을 한다.

● 음모

대음순 주변의 음모는 섹스할 때의 충격을 완화시키며 마찰로 인한 통증을 방지해 준다. 이런 이유로 음모는 꼬불꼬불하다. 그래야만 피부에 밀착되어 잘 자랄 수 있기 때문이다. 질구나 클리토리스 부근의 음모보다는 대음순 주변의 털이 훨씬 더 꼬불꼬불하다.

또한 음모는 체온을 조절하며 흥분했을 때 혈액이 쉽게 유입되도록 돕는 역할을 한다. 이런 음모는 여성 특유의 냄새를 보존하기 때문에 섹스 충동을 유발시키는 역할도 한다.

● 소음순

소음순은 대음순 안쪽에 자리 잡고 있는 한 쌍의 피부 주름으로 꽃잎 모양이다. 클리토리스를 덮는 모양으로 시작되어 요도구와 질구를 좌우로 감싸는 형태를 취하고 있다. 이곳은 대음순과 달리 지방이나 땀샘이 없지만 훨씬 더 많은 신경 말단이 자리하고 있다. 성적 자극에 민감하며 흥분하면 충혈되고 팽창하는 것은 이 때문이다. 다만, 그 모양과 성감을 느끼는 정도는 사람마다 다양하다.

소음순은 어느 정도 두께가 있으며 탄력성과 신축성이 뛰어나다. 속살처럼 부드러운 소음순의 색깔은 모두 사람마다 차이가 날 수 있다. 대체로 분홍, 빨강, 자주색을 띠며 흥분하면 색깔이 다소 변하기도 한다. 나이가 들면서 점차 검은색으로 변해 간다.

● 클리토리스

클리토리스(음핵)는 소음순 한 쌍이 만나는 외음부 위쪽 끝의 바로 밑에 위치한다. 남성의 귀두가 포피에 싸여 있는 것처럼 여성의 클리토리스에도 포피가 있다. 이 포피를 벗겨 보면 작은 돌기 같은 음핵이 나타나는데 이것이 바로 클리토리스이다.

클리토리스는 피부 조직, 혈관, 신경으로 이루어진 아주 민감한 기관이다. 남자의 귀두에 비해 몇 배나 많은 신경섬유가 몰려 있다고 한다. 그 크기는 찾기 힘들 만큼 작은 돌기에서부터 남성의 음경처럼 손가락만 한 돌기까지 개인에 따라 다르다. 하지만 어느 경우든 정상이다.

클리토리스는 빙산처럼 대부분 여자의 몸속에 숨어 있다.

클리토리스는 작은 혹과 같은 모습이지만 마치 빙산처럼 그 대부분은 여자의 몸속에 숨어 있다. 그 뿌리 쪽으로 2.5cm 정도의 해면체 조직이 숨어 있는 것이다. 그런 탓에 외음부에 애무를 받을 때도 간접적으로 성적 쾌감을 느낄 수 있다.

클리토리스는 오직 성적 기능만을 위해서 존재한다. 콩알만 한 이 부분은 자극에 민감하고 수면 중에 발기 현상이 일어나기도 한다. 남성과 다른 점이 있다면 여성의 경우 성적으로 흥분할수록 분비물이 증가한다는 점이다.

성적 자극을 받으면 클리토리스는 포피 밑으로 숨어 눈에 잘 띄지 않는다. 여자의 골반 주위에 피가 몰리면서 포피가 부풀어 오르고 단단해지기 때문이다. 그래서인지 그리스어로 클리토리스(clitoris)는 '숨어 있는 것'을 뜻한다고 한다.

● 요도

요도는 클리토리스와 질 사이에 있다. 요도는 남성의 성기가 삽입되는 질과는 전혀 다른 기관이다. 길이는 5cm 미만으로 15~20cm나 되는 남성의 그것보다 훨씬 짧고, 오직 소변을 위한 기관이다. 성행위 때 직접적인 자극을 받거나 질 또는 항문의 세균이 옮겨가면 염증이 생길 수 있으니 주의하자.

● 질구

질구는 소음순 언저리를 싸고 있는 질의 입구를 말한다. 질구는 항문과 요도구 사이에 위치하며, 남성의 성기나 삽입식 생리대를 받아들일 만큼 질기고 유연하다.

● 질

질은 자궁과 외성기를 연결하는 근육으로 된 관 모양의 기관이다. 길이는 8~13cm, 너비는 2~3cm 정도이다. 항문과 요도 사이에 있으며 소음순 안쪽에서 시작하여 자궁경부까지 이어진다. 남성의 성기가 삽입되는 곳이자 아기가 나오는 산도이며 생리혈의 통로이다.

질의 안쪽 벽은 물결치듯 주름이 잡힌 입 안과 비슷한 점막 조직으로 덮여 있다. 그 속은 산성을 띤 분비액이 나와 항상 축축하다. 이는 외부로부터의 감염을 막기 위해서이다. 여성이 흥분하면 30초 이내에 점막 조직에서 애액이 흘러나온다. 성행위에 미리 대비해 두는 것이다.

질은 성행위를 하거나 출산할 때를 제외하고는 늘 닫혀 있다. 하지만 태아의 머리가 통과할 수 있을 만큼 질기고 유연하며 탄력성이 좋다.

● 가슴

여성의 가슴은 개인, 연령, 인종에 따라 크기와 모양이 다르다. 그 형태는 반구형, 원추형, 접시형으로 구분되며 가슴의 중앙에는 유두가 돌출되어 있다. 유두 표면에는 주름이 많고 그 사이의 갈라진 틈에 다수의 유두구멍이 열려 있다. 유두 주위의 둥그스름하게 색이 진한 부분을 젖꽃판[乳輪]이라고 한다. 가슴 조직은 수많은 지방 조직, 혈관, 신경, 림프 계통과 15~20개의 유선엽으로 구성되어 있다.

가슴은 여성 호르몬의 영향으로 생리적인 변화가 일어난다. 사춘기가 되면 난소와 뇌하수체 호르몬의 영향으로 가슴이 커지고 젖꽃판이 넓어진다. 임신 후에는 태반호르몬의 영향으로 가슴이 커지고 유선과 유선소엽이 증식한다. 이는 수유에 대비하기 위한 것이다. 폐경기에 이를수록 유방은 점점 퇴축하지만 유선관이나 유선소엽까지 없어지지는 않는다.

또한 가슴은 생리 주기에 따라 다소 변화를 겪는다. 이를테면 생리가 끝난 며칠 뒤부터는 침체되었던 가슴 조직이 팽창하기 시작한다. 이때 대부분의 여성들은 다소의 통증과 가슴이 커지는 걸 느끼게 된다. 이런 현상은 정상적인 것으로 주기적으로 반복되며, 다음 생리 직전까지 계속된다.

여성의 가슴에는 다양한 감각 수용기와 말단 신경이 집중되어 있다. 이런 이유로 가슴은 여성의 성적 매력을 드러내는 하나의 상징으로 여겨진다. 실제로, 가슴을 애무하는 일은 다른 포유류에게서는 찾아볼 수 없는 행위라고 한다.

여성의 가슴을 애무할 때는 세심한 주의를 기울여야 한다. 가슴에 대한 감수성은 사람마다 또 때에 따라 다 다르다. 특히, 월경이 시작되기 며칠 전이나 임신 초기에는 유두가 민감해져서 작은 자극에도 민감한 반응을 느끼게 된다. 유두를 자극하면 대부분의 여성은 클리토리스가 팽창되고 질액이 나오게 된다.

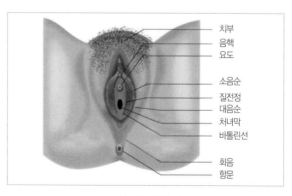

여성의 외성기

단순한 남성의 성기는 배뇨와 사정이라는 기능만을 수행한다. 반면 복잡하고 미묘한 여성의 성기는 여러 가지의 기능을 함께 수행하게 된다. 그러다 보니 다소 성가신 점도 있다. 관리에도 나름대로 공을 들여야 하는 것이다.

외성기 돌보기의 준비물은 손거울이다. 거울이 필요한 이유는 수시로 외성기를 관찰하기 위함이다. 평소 자기 외성기의 특징을 잘 알아두었다가 혹시 이상은 없는지 일주일에 한 번쯤은 체크를 해야 한다.

외성기의 세척은 하나하나 주름을 펴가면서 해야 한다. 먼저, 깨끗한 물로 대음순과 소음순 사이를 살살 문질러 씻고 소음순 안쪽도 역시 씻어낸다. 클리토리스는 포피를 살짝 들어 올린 뒤 잠깐 씻는다. 대체로 음모가 나 있는 둔덕과 대음순은 비누를 사용해서 씻는 것이 좋다. 반면 음모가 없는 소음순, 음핵 등 안으로 들어갈수록 따뜻한 물로만 씻는다.

외성기 세척은 일주일에 2~3회가 적당하다.

외성기 세척이 끝난 뒤에는 헤어드라이기를 이용해 뽀송뽀송하게 말려 주면 좋다. 수건으로 물기를 닦거나 물기가 남아 있는 상태에서 속옷을 입는 것은 좋지 않다. 세척은 일주일에 2~3회가 적당하다.

여성들 가운데는 세정제를 이용해 매일 질을 닦는 사람이 있다. 하지만 질을 너무 자주 세척하면 오히려 쉽게 세균에 감염될 우려가 있다. 질을 산성 상태로 유지해 주는 젖산균(락토바실러스)까지 씻겨 내려가기 때문이다. 질 내 정상균이 사라지면 몸의 면역 방어 체계가 무너지고 몸에 해로운 균들이 질 내에 자리를 잡아 염증을 유발하게 된다.

또한 외성기를 씻을 때나 대소변 후 뒤처리를 할 때, 반드시 앞에서 뒤로 닦는 습관을 들이자. 항문이 뒤쪽에 있는 관계로 반대로 하면 세균에 감염될 위험이 있다.

*생리의 메커니즘

서양에서는 고대로부터 생리하는 여성은 불결하므로 신성한 장소나 물건에는 접근할 수 없다는 관념이 있었다. 이를테면 구약성서의 레위기에는 이런 구절이 나온다. '생리를 하는 여자는 부정하고', '그 여자가 눕거나 앉은 곳도 부정하며', 따라서 "생리 중인 여자와 성관계를 맺으면 안 된다."

여성의 생리에 대한 이런 그릇된 관념은 중세에 들어서도 여전했다. 서구의 중세에 생리하는 여성은 그 불결함으로 인해 종교적인 정화를 거쳐야 하는 대상이었다. 심지어, 중세의 의사들은 생리혈이 땅에 떨어지면 근처에 나 있는 모든 생물들이 죽어 버린다고 믿을 정도였다.

물론, 이는 여성의 몸과 생리 체계에 대한 무지와 오해에서 비롯된 것이다. 사실 생리는 단순히 자궁에서 피를 흘리는 현상이 아니다. 오히려 여성이 자신의 임무를 다하는

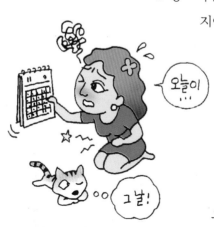

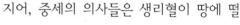

데 반드시 필요한 생리 현상일 뿐이다.

생리는 "달을 지난다"는 뜻으로 월경(月經) 또는 달거리로 불리기도 한다. 생리는 임신과 착상이 일어나지 않은 자궁내막이 폐기되는 과정에서 일어나는 출혈을 뜻한다. 하지만 그것은 단순히 자원 낭비를 의미하는 것이 아니다. 생리는 임신과 출산이라는 여성의 임무와 아주 밀접하게 관련되어 있기 때문이다.

여성의 몸은 28일을 주기로 난자를 생산한다. 이때 자궁에서는 임신을 가정한 채 수정란이 잘 자리 잡을 수 있도록 자궁내막이 자라난다. 물론, 이는 몸이 알아서 미리미리 임신에 대비해 두는 것이다. 하지만 이렇게 만반의 준비를 해 둔다고 해서 매번 임신이 되는 것은 아니다.

이런 탓에 여성의 몸은 다음 기회를 위한 준비를 또다시 하게 된다. 그 첫 단계는 자궁에서 부지런히 자라났던 자궁내막과 모세혈관이 떨어져 나가는 것이다. 이것이 곧 생리다. 대개 몸에서 나오는 피는 혈소판과 피브린이라는 끈적이는 혈액 단백질 때문에 이내 응고한다. 하지만 생리혈은 응고되지 않는다. 이는 생리가 단지 피를 쏟는 현상이 아니란 방증이기도 하다.

한편, 여성의 생리는 몸의 면역 체계를 확장시킨 일종의 방어 메커니즘이기도 하다. 생리혈이 외부에서 침입한 위험하고 불필요한 세균들을 다시 몸 밖으로 흘려보내기 때문이다. 이처럼 생리는 여성 본연의 생리 활동인 동시에 여성의 몸을 보호하는 역할을 떠맡는다.

건강한 여성들의 생리 주기는 보통 28일이다. 사람에 따라서는 짧게는 21일, 길게는 35일의 생리 주기를 갖기도 하는데 이는 모두 정상이다. 다소 차이는 있지만 여성 1명은 보통 10대 중반부터 40대 후반까지 평생 400~500번 정도 생리를 하게 된다.

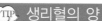

생리혈의 양

우리는 여성이 생리 때 많은 피를 흘린다고 생각한다. 하지만 실제는 다르다. 생리가 시작된 뒤 질을 통해 흘러나오는 피는 테이블 스푼 몇 개 정도의 양밖에는 안 된다.

마법의 물질, 호르몬

호르몬은 체내에서 만들어지는 화학 물질로 혈액을 따라 전신 기관에 작용하는 물질이다. 여성의 경우 난소에서 여성 호르몬이 분비되고, 남성은 고환에서 남성 호르몬이 분비된다. 보통 사람들은 남성에게는 남성 호르몬만, 여성에게는 여성 호르몬만 분비된다고 생각한다. 물론, 이는 틀린 생각이다. 여성과 남성 모두에게서 여성 호르몬과 남성 호르몬이 함께 분비되기 때문이다.

다만, 젊을 때는 자신의 성 호르몬이 더 우위에 있으므로 여성이나 남성의 성징이 나타나게 된다. 하지만 나이가 들수록 여성은 여성 호르몬이, 남성은 남성 호르몬의 비율이 상

대적으로 감소하게 된다. 즉, 나이가 들면 조금씩 여
성은 여성의 특징을 잃고 남성은 남성으로
서의 특징을 잃게 된다.

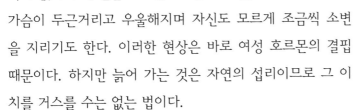

특히 여성은 폐경기를 전후로 급격히
여성 호르몬 분비가 감소한다. 이때쯤
여성이 본능적으로 몸의 이상을 느끼는
것은 이 때문이다. 이를테면 피부에 탄
력이 없어지고, 얼굴이 화끈거리는가 하면,
가슴이 두근거리고 우울해지며 자신도 모르게 조금씩 소변
을 지리기도 한다. 이러한 현상은 바로 여성 호르몬의 결핍
때문이다. 하지만 늙어 가는 것은 자연의 섭리이므로 그 이
치를 거스를 수는 없는 법이다.

✱여성을 여성답게 – 여성 호르몬

대표적인 여성 호르몬은 에스트로겐과 프로게스테론이다.
에스트로겐은 여성의 상징인 생리를 일으키고 가슴을 발달
시키며 피하에 지방을 축적시켜 여성을 여성답게 만드는 마
법의 물질이다. 즉, 에스트로겐은 여성의 사춘기에 제2차 성
징을 발현시키는 중요한 호르몬으로 몸 전체에 작용한다. 이
런 이유로 에스트로겐은 자궁과 난관, 난소에 작용해 여성이
임신할 수 있도록 한다.

에스트로겐과
프로게스테론은
대표적인 여성 호르몬이다.

이외에도 에스트로겐의 역할은 아주 많다. 에스트로겐은
요도와 방광을 탄력 있게 해주고 뼈의 성장과 유지에도 큰
역할을 한다. 또한 온몸의 신진대사를 원활하게 하고 혈관의

건강을 유지시킨다. 더불어 심혈관계 질환에 대해 보호 작용을 하여 몸에 해로운 콜레스테롤(LDL)은 낮추고 몸에 이로운 콜레스테롤(HDL)은 높여 준다.

한편, 프로게스테론은 주로 자궁과 가슴에 작용하는 호르몬이다. 프로게스테론은 수정된 난자가 자궁내막에 잘 착상되도록 하며 임신이 건강하게 유지될 수 있도록 작용한다. 또, 유방 발육에도 중요한 역할을 한다. 반면 임신이 되지 않은 경우에는 호르몬 분비가 중단돼 여성이 생리를 하게 된다.

여성이 갱년기에 이르면 여성 호르몬의 생성은 서서히 감소한다. 그러다가 결국 생리가 중단되고 더 이상 임신할 수 없게 된다. 여성 호르몬의 부족으로 인한 파급은 꽤 크다. 에스트로겐의 결핍이 폐경기를 전후해 나타나는 갱년기 증상과 골다공증, 심혈관계 질환 등의 질병으로 이어질 수 있기 때문이다.

*남성을 남성답게 - 남성 호르몬

대표적인 남성 호르몬은 테스토스테론이다. 테스토스테론은 정소에서 생성되며 얼굴의 수염, 굵은 목소리와 같은 남성의 특징과 남성의 성기관 발달에 필수적이다. 남성이 사춘기가 되면 혈중 테스토스테론 수치가 급격히 증가한다. 이때 여성에게 호감을 느끼고 발기를 하는 등 남성의 특징이 나타나는 것이다.

테스토스테론은 20대 초반의 남성에게서 가장 수치가 높다가 30대가 되면 천천히 감소하기 시작한다. 이후 테스토스테론은 70세가 될 때까지 매년 약 1%씩 감소한다. 나이가 들면 외모에 변화가 일어나고 복부에 지방이 끼며 근육량이 감소하고 발기부전이 생기는 것은 이 때문이다.

하지만 테스토스테론 수치가 높다고 무조건 좋은 것은 아니다. 이는 테스토스테론이 긍정적인 면과 부정적인 면을 모두 가지고 있기 때문이다. 테스토스테론 수치가 높으면 몸에 무리가 갈 뿐만 아니라 흡연, 음주, 성병 감염, 싸움, 사고 등 여러 위험한 행위를 할 확률이 높다고 한다.

이를테면 교통 신호 앞에서 자동차 경적을 울려 대는 운전자의 92%는 남자이다. 도둑의 96%, 살인자의 88% 역시 남자이다. 변태적인 섹스를 추구하는 사람의 대부분도 남자이다. 극단적인 성행위를 좋아하는 여성들의 경우도 조사해 보면 대체로 테스토스테론의 수치가 높다고 한다. 반면 테스토스테론은 혈압을 낮춰 심장마비가 일어날 확률을 낮춰 준다.

배란기는 생리 주기에 따라 한 달에 한 번 2~3일간 지속된다. 이때에 여성은 다른 때에 비해 더 높은 성적 충동을 느끼게 된다. 이는 생리 주기에 따라 여성 호르몬의 일종인 에스트라디올과 프로게스테론 등의 수치가 올라가기 때문이다. 즉, 여성의 몸이 임신의 최적기임을 여성에게 알리고 있는 것이다.

10만 달러의 행복

섹스는 과연 사람들을 얼마나 행복하게 할까? 섹스의 가치를 경제적으로 수량화하는 방법은 없을까? 미국 다트머스 대학교의 데이비드 블랭크플라워 교수는 이런 엉뚱한 연구를 진행했다. 그가 계량화할 수 없는 요소들에 경제적으로 접근하는 이른바 '행복 경제학'의 대표 주자이기 때문일까?

그가 미국인 1만 6000명을 대상으로 조사한 '돈, 섹스, 그리고 행복'이라는 보고서에는 재미있는 내용이 가득하다. 이에 의하면 섹스 횟수가 한 달에 한 번에서 일주일에 한 번으로 늘어나면 통장에 5만 달러를 저축한 것만큼 행복지수가 올라간다고 한다. 주 1회의 섹스가 6000만 원의 가치가 있다는 얘기다.

또, 그는 원만한 결혼 생활을 지속하는 것이 연간 10만 달러 정도의 행복감을 준다고도 한다. 이는 똑같은 조건의 싱글인 사람이 1년에 10만 달러를 더 벌어야만 결혼한 친구만큼 행복해진다는 의미이다. 우리가 여기에서 확인할 수 있는 사실은 무얼까? 그건 섹스가 인간을 매우 행복하게 한다는 점이다.

하지만 우리나라 사람들은 이런 행복을 충분히 느끼지 못하는 듯하다. 지난 2월에 다국적 제약회사인 화이자는 아시아, 태평양 13개국 성인 3957명을 대상으로 성생활 만족도를 조사했다. 이중 '만족스러운 삶에 성이 필수 요소인지'를 묻는 질문에 한국 여성의 85%가 동의했다. 인생의 행복에 있어 그만큼 성이 중요하다는 거였다. 반면 '자신의 성생활에 만족'하는 한국 여성은 단지 11%에 그쳐 전체 국가 중 꼴찌에서 2등을 했다.

한국 여성들의 성생활 만족도가 이처럼 낮은 까닭은 무엇일까? 여성의 사회적 지위가 높아지면서 성 관련 문제가 삶의 질을 좌우하는 중요한 요소로 부각되는 현 시점에서 말이다. 아마도, 그건 우리 사회의 삶이 성생활을 하기도 빠듯할 만큼 바쁘게 돌아가는 탓인 듯하다.

우리 여성들은 성생활이 활발해야 할 20~30대 시기에 업무나 육아 스트레스로 인해 오히려 성생활이 주춤하다. 40대 이후가 되면 지위가 안정되면서 성만족도가 다소 커지지만 이때는 출산과 노화 등으로 인해 몸이 예전만 못하다. 성생활의 빈도나 만족감이 급격히 저하될 수밖에 없는 시기인 것이다. 다시 말해, 한국 여성들은 젊을 때나 나이가 들어서나 성생활에 있어서만큼은 악전고투를 하고 있는 셈이다.

사실 여성의 몸은 성경험, 임신, 출산, 노화의 과정을 겪으면서 크게 변한다. 특히, 골반저근육과 인대의 노쇠는 여성

자신의 성생활에
만족하는 한국 여성은
11%에 불과하다.

의 성감을 크게 떨어뜨려 성행위에 자신감을 잃게 한다. 이는 어쩌면 당연한 결과인지도 모른다. 질의 수축이 잘 안 되므로 남녀 모두가 섹스에서 별다른 쾌감을 느낄 수 없게 되기 때문이다. 즉, 섹스는 더 이상 기쁨과 즐거움이 아니라 의무와 노동으로 전락하고 부부 관계 또한 소원해질 수밖에 없다.

한 가지 다행스러운 점은 요즘 들어 여성성형에 대한 인식이 점점 보편화되고 있다는 점이다. 실제로, 아름다움을 위해 얼굴이나 몸매를 수술하는 것처럼 여성성형을 통해 성적 자신감을 되찾으려는 여성들이 크게 늘고 있는 추세다. 이는 여성 스스로가 자신의 삶의 질에 대해 높은 관심을 갖는다는 방증이다.

여성성형 클리닉은 기존 산부인과와는 상당한 차이가 있다. 그중 큰 차이는 산부인과 진료가 아니라 여성성형만을 전문적으로 한다는 점이다. 여성성형 클리닉은 기능적인 측면에서 여성의 성을 되찾는 데 그 목표가 있다. 이런 까닭에 여성성형 클리닉이 소음순성형, 이쁜이수술(질축소수술), 음핵표피수술, 양귀비 수술(G-스폿 복원술), 요실금 수술과 같은 분야를 집중적으로 다룬다.

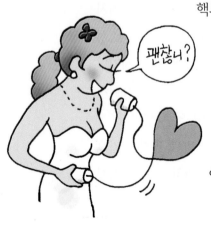

괜찮니?

나는 자신의 몸에 문제가 있다고 생각하는 여성들이 클리닉을 방문해 볼 필요가 있다고 생각한다. 심리적인 요인이 아니라 신체적인 변화 때문에 성생활의 만족도가 낮아질 수도 있기 때문이다. 물론, 남편과의 충분한 상의를 거쳐 개선책을 찾는 경우라면 그보다 더 좋을 수는 없다.

물론, 여성에게는 매우 민감한 사안이라 아직까지도 내원을 꺼리는 사람들도 적지 않다. 하지만 시도하지 않으면 아무런 결과도 얻을 수 없다. 더 늦기 전에 경험이 풍부한 전문의를 찾아 상담을 받아 보면 어떨까? 여성 상위의 시대 분위기에 맞춰 더 많은 여성들이 자신의 몸에 대해 더 당당해질 수 있으면 하는 바람이다.

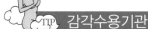

감각수용기관

여성의 대부분은 벌거벗은 남자를 보고 웃음을 터뜨린다. 여성은 왜 이런 상황에서 성적으로 흥분하는 대신 웃음을 터뜨리는 것일까? 이는 여성이 다양하고 폭넓은 감각수용기관을 가지고 있기 때문이다. 즉, 여성을 달아오르게 하는 것은 시각적 자극이 아니라 촉각적 자극이다. 여성이 달콤한 속삭임, 자신에 대한 찬사에 약한 것은 이런 이유다.

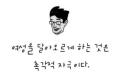

여성을 달아오르게 하는 것은
촉각적 자극이다.

반면 남성들은 벌거벗은 여자를 보면 일제히 성적으로 흥분한다. 이는 남성의 감각수용기관이 특정 부분에 집중되어 있기 때문이다. 남성은 시각적인 반응에 즉각적으로 반응하도록 두뇌에 프로그래밍이 되어 있다. 에로틱한 장면을 보는 즉시 남성이 반응하는 것은 이런 이유다.

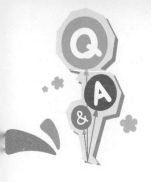

여성성형 질의응답(Q & A)

 비밀과 프라이버시는 지켜 주나요?

 누구에게나 매우 민감한 부분이므로 비밀과 프라이버시는 철저히 보장됩니다. 이를 위해 개인 상담은 예약을 통해 1:1로 진행하고 있습니다. 이 부분에 대해서는 아무 걱정 마시고 진료 예약을 하시면 됩니다.

Q 수술비는 비싸지 않나요?

A 여성성형 수술비는 병원에 따라 상당한 차이가 있습니다. 지역이나 병원 위치, 시술 방법이나 보형물의 단가, 시술 장비, 시술 후 서비스 등이 각각 다르기 때문입니다. 하지만 여성성형이 비싸야 할 이유는 없습니다. 더구나, 수술비와 수술 효과가 반드시 일치하는 것은 아닙니다. 경제적 부담 없이 합리적인 비용으로 더 많은 만족을 얻을 수 있는 병원을 찾는 것이 관건인 듯합니다. 전화 문의나 인터넷을 통해 미리 비용을 확인해 보는 것도 좋은 방법입니다.

레이저수술은 통증이 적고
신경 손상도 거의 없다.

Q 병원 선택은 어떻게 해야 하나요?

A 병원마다 적지 않은 비용을 들여 홈페이지를 꾸미고 다양한 광고를 합니다. 이는 정보 획득이라는 순기능도 있지만 막상 수술을 결심하고 나면 병원 선택에 혼란을 겪는 원인이 됩니다. 물론, 병원 선택은 가장 중요한 일이므로 신중하

게 하셔야 합니다.

　가급적 찾고자 하는 병원의 홈페이지를 꼼꼼히 체크해 보는 게 도움이 될 듯합니다. 게시판만 잘 살펴봐도 어느 정도 판단을 내릴 수 있으니까요. 다소 시간이 걸릴 수도 있지만 환자의 입장에서 최대한의 만족을 얻을 수 있는 병원을 골라 선택하는 것은 결국 환자분들의 몫입니다.

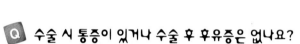

Q 수술 시 통증이 있거나 수술 후 후유증은 없나요?

A 최근의 수술법은 그 초점이 환자의 통증을 경감시키는 데 맞춰져 있습니다. 또한 레이저를 이용한 수술은 통증이나 출혈이 적고 신경 손상이 거의 없습니다. 따라서 후유증, 수술 흔적, 흉터, 부작용 등은 걱정하지 않으셔도 됩니다.

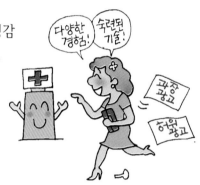

Q 처녀막 수술 후 임신에 지장이 있지는 않을까요?

A 환자분이 미혼인 경우 가장 걱정될 수 있는 부분입니다. 수술이 안전하므로 임신과 출산에 대한 걱정은 하지 않으셔도 됩니다. 수술 후 첫 관계 시 티가 거의 나지 않게 혈흔이 복원되므로 만족스럽습니다.

Q 수술 후 섹스는 언제부터 할 수 있나요?

A 수술 후의 첫 관계는 5~6주 이후부터 하는 것이 좋습니다. 케겔 운동을 병행하면 질의 수축력이 높아져 만족감이 더 높아집니다.

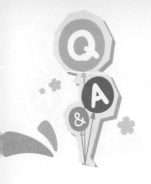

Q 수술을 앞두고 어떤 준비를 해야 하나요?

A 수술 전날은 너무 늦게까지 과음하거나 힘든 일을 하지 마십시오. 수술 전 약 2시간가량 금식하시면 더욱 좋습니다. 가급적 수술 당일에는 변을 보시고 병원으로 오십시오. 너무 긴장하지 말고 편안한 마음으로 오시면 됩니다.

Q 한 번의 수술로 예전으로 돌아갈 수 있을까요?

A 수술 후 아이를 출산하거나 유산 등에 의한 인위적인 수술이 없다면 효과가 오래 지속됩니다. 대개 한 번의 수술로 만족할 수 있습니다.

Q 배우자 모르게 수술할 수 있을까요?

A 기혼 여성의 경우 배우자 모르게 하시는 분들도 많이 있습니다. 협의 후 충분히 가능합니다.

Q 시간이 없는데 입원을 하거나 수술 후 진료를 꼭 받아야 하나요?

A 방문 첫날 수술 상담과 검사를 받으신 뒤 바로 수술을 받으실 수 있습니다. 수술 후에도 집이 멀거나 시간이 없는 경우에는 수술 부위가 특별히 불편하지 않다면 다시 병원에 오지 않으셔도 됩니다.

Q 수술 후 따로 하는 골반 치료 프로그램이 있나요?

A 수술을 하고 약 7주 시간이 지난 뒤부터 일주일에 1~2회에 걸쳐 총 10회 정도 골반 치료 프로그램을 받으실 수 있습니다.

Q 술은 언제부터 마실 수 있나요?

A 수술 후 언제까지 안 된다는 식의 규정은 없습니다. 다만, 술과 담배는 상처 회복에 도움이 되지 않습니다. 하지만 사회생활 하다 보면 어쩔 수 없는 경우도 있기 마련이지요. 수술 후 약 2주 정도는 금주하시고, 상황에 따라 꼭 필요한 경우 적당량을 드시면 됩니다.

Q 재수술은 가능한가요?

A 최근에는 수술법이 발달되어 재수술이 필요한 경우는 거의 없습니다. 하지만 과거에 받은 수술이 잘못되어 재수술을 문의하는 경우는 생각보다 많은 편입니다. 정확한 것은 직접 진찰을 해봐야 하겠지만 대부분의 경우는 재수술이 가능합니다. 다만, 전문의와 충분히 상담한 뒤 자신의 현재 상태에 가장 알맞은 수술법을 정하는 일이 필요하겠지요.

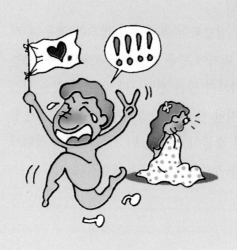

Chapter 2
당신의 몸을 처음처럼, 처녀막 복원
– 나, 다시 돌아갈래!

당신의 몸을 처음처럼, 처녀막 복원

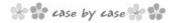

case by case

기억에 남는 환자

2008년 봄, 키가 작고 아담한 여성 한 분이 병원을 찾았다. 진료실로 들어오는 그녀는 마치 금방이라도 울 듯한 표정이었다. 아마도, 자신의 기구한 처지에 적지 않은 스트레스를 받고 있는 듯 했다. 나는 먼저 그녀의 마음을 가라앉히고는 편안한 분위기에서 이야기를 풀어 나갔다.

상담을 해 보니 그녀는 직장 관계로 미국에 거주하는 여성이었다. 원래, 그녀는 성에 대해 개방적인 편이었다고 했다. 하지만 얼마 전 지인으로부터 소개받은 한 남자가 그녀를 갈등에 빠뜨렸다. 미국 생활을 오래 했다는 게 무색할 만큼 그는 여자에 관한 한 지나치게 보수적인 사람이었던 것이다.

그녀는 혼란스러웠다. '그와 결혼을 해야 하나 말아야 하나?' 하지만 그녀에게는 선택의 여지가 별로 없었다. 몸이 많이 편찮으신 어머니가 딸의 결혼을 간절히 바라고 있었기 때문이다. 게다가, 남편은 대기업의 미국 지사에 근무하는 능력 있는 사람이었다.

이때부터 그녀는 말 못할 고민이 시작됐다. '내가 처녀막 수술을 받아야 하다니.' 그녀는 여성으로서의 자존심이 송두리째 무너지는 기분이었다. 그녀는 며칠이나 잠을 이루지 못했다. 하지만 그녀는 결국 수술을 받기로 결심했다. 그러고는 알고 지내는 한 언니의 소개를 통해 병원을 찾은 거였다.

그날, 그녀는 처녀막복원과 동반하여 소음순성형, 음핵표피수술을 함께 받았다. 이는 나와 충분한 상의를 거친 뒤 결정한 일이었다. 수술은 순조롭게 진행되었고, 그녀는 일주일 뒤 많은 양의 약을 처방받은 뒤 다시 미국으로 되돌아갔다.

지금도 울먹이는 표정으로 진료실을 들어서던 그녀의 모습이 눈에 선하다. 나는 그녀가 당했을 극심한 고통을 짐작하고도 남을 것 같다. 비행기에서 내려 병원을 찾아오는 내내 그녀는 무슨 생각을 했을까? 또, 한 남자와의 결혼을 위해 수술대에 혼자 누워 그녀는 무슨 생각을 했을까?

다행히도, 수술 뒤 그녀는 새로워진 자신의 몸에 크게 만족해했다. 또, 얼마 뒤에는 자신을 혼란에 빠뜨렸던 그 남자와의 결혼에도 골인했다. 몇 달 뒤, 그녀는 병원에 익명으로 감사의 글을 남겼다. 어느 하늘 아래에서든 '수술이 가져다준 추억의 흔적'을 간직한 채 그녀가 행복하게 살기를 바란다.

45

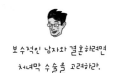

보수적인 남자와 결혼하려면
처녀막 수술을 고려하라.

동양의 연꽃과 서양의 장미에는 한 가지 공통점이 있다. 이 둘은 모두 여성의 처녀성과 순결, 그리고 여성의 성기를 은유하는 꽃이다. 이런 이유로 사람들은 흔히 꽃을 꺾는 행위를 처녀성을 뺏는 일에 비유하곤 한다. 실제로, "꽃을 따다"의 의미인 '디플라워(deflower)'는 동시에 "여자를 범하다"는 뜻을 가진다.

여성 순결, 신화인가 신파인가

천주교에서는 아주 오래 전부터 순결을 미덕으로 권장해 왔다. 이를테면 《신가톨릭 백과 사전》최신판에는 동정에 대한 다음과 같은 언급이 나온다.

"순결이 최고의 미덕은 아니지만 … 결혼보다는 상위의 미덕이다. 왜냐하면 그것은 더 상위의 선을 지향하기 때문이다. 결혼은 인간 종의 증식을 목표로 삼지만 동정은 신적인 선을 목표로 삼으며 특별한 풍요로움을 향유한다."

이 말의 의미는 순결이 가장 신성한 가치라는 것이다. 물론, 초기 기독교인들은 여성뿐만 아니라 남성의 성적 순결을 동시에 강조했다. 이를테면 예수는 마태복음 19장 20절에서 '하늘나라 때문에 스스로 고자가 된' 사람들을 찬양하고 있다. 이는 곧 남자들도 순결을 지키면 하나님의 나라에 좀 더 가까이 다가갈 수 있다는 뜻이다.

하지만 지금까지 남녀 모두에게 성적 순결이 평등하게 요구됐던 적은 거의 없었다. 오히려, 인류의 역사 내내 순결은 여성의 몸을 억압하며 복종을 강요하는 하나의 이데올로기처럼 작동했다. 이를테면 구약 시대의 여성들은 처녀막을 상실했다는 이유만으로 수도 없이 돌에 맞아 죽지 않았던가.

아마, 처녀막으로 인해 여성이 당한 수난을 열거하자면 끝이 없을 것이다. 옛날 중국에서는 첫날밤 신부에게 비둘기 알을 넣어 출혈을 확인하는 습속이 있었다. 이때 만일 혈흔이 보이지 않으면 다시 흰 헝겊을 넣어 확인했고, 그래도 출혈이 없으면 동정을 잃은 걸로 간주돼 혼인이 취소되고 말았다.

이는 이슬람권에서도 마찬가지였다. 모로코의 한 왕국에서는 신랑 신부가 첫날밤을 지내는 동안 하객들은 옆방에서 대기를 했다. 초야를 치른 뒤 신랑이 처녀의 피가 묻은 시트를 하객에게 보여 준 뒤에야 비로소 잔치가 시작되었기 때문이다. 만일 여성에게 혈흔이 보이지 않으면 아내는 남편에게 소박을 맞고 하객들도 빈속으로 집에 돌아갈 수밖에 없었다.

스페인과 중세 유럽, 러시아 일부 지역에서는 결혼 다음날 신부의 속옷이나 시트를 사람들에게 공개하는 관습이 있었다. 르네상스 시대에는 결혼을 앞둔 여성이 처녀가 아니라면 시민들의 면전에서 모욕을 당해야 했다.

더 큰 문제는 이러한 일이 현재에도 광범위하게 일어난다는 데 있다. 예를 들면, 우리가 잘 아는 다이애나비는 찰스 왕세자와 결혼을 하기 전에 영국 왕실의 처녀막 검사 결과를 통과해야 했다. 이 사례는 오늘날에도 신부를 맞이하는 데 있어 처녀성이 절대적인 조건임을 알려 준다.

도대체, 이런 일이 벌어지는 이유는 무엇일까? 돈만 있으면 누구라도 우주여행을 떠날 수 있는 21세기에 말이다. 나는 때때로 처녀막의 굴레를 쓰고 아무런 죄도 없이 고통 받는 여성들을 만나곤 한다. 그때마다 나는 이 땅의 이기적인 남성들이 소모적으로 여성들의 처녀막에 목을 매고 있다는 생각을 한다.

현재, 우리나라 여성들의 성의식은 매우 자유롭다. 처녀 10명 중 7명이 혼전순결을 지키지도 않고 지킬 필요도 없다고 생각하기 때문이다. 하지만 적지 않은 여성들이 여자라는 이유만으로 수치와 공포를 참아가며 수술대에 오르는 게 이 땅의 현실이다. 21세기의 대한민국은 처녀막에 관한 한 아직까지 신파를 벗어나지 못하는 아이러니 공화국이다.

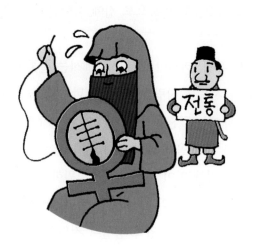

1세기 훨씬 전 찰스 다윈은 성 선택설을 주장했다. 이는 곧 동물들이 생존을 위해서가 아니라 번식을 위해 진화한다는 것이다. 이를테면 공작의 화려한 깃털이나 순록의 커다란 뿔은 당연히 생존에 도움이 되지 않는다. 그렇다면 그 동물들은 왜 그렇게 진화한 걸까? 그것은 암컷을 얻는 경쟁에서 우위를 점하기 위해서이다. 이쯤 되면 남성의 성기가 거대해진 이유를 알 만하다. 우리는 흔히 거대한 성기를 통해 자신의 성적 능력과 사내다움을 과시하는 남성들을 발견하곤 한다. 그런데 별 실속도 없으면서 왜 이렇게 커지기만 한 걸까? 공작의 깃이나 사슴의 뿔을 떠올리면 금세 그 해답을 알 수 있다.

다윈의 성 선택설은 지난 1세기 동안 남성 과학자들로부터 수없이 많은 비판을 받았다. 이 이론에는 암컷들이 수컷을 능동적으로 선택한다는 전제가 깔려 있기 때문이다. 하지만 비판을 한다고 자연의 현실이 달라지는 건 아니다. 그리고 이는 세상사에서도 마찬가지다. 보통, 남자들은 자기에게 섹스의 주도권이 있다고 생각한다. 물론 이는 커다란 오해이다. 생각해 보라. 섹스는 여성의 몸속에서 일어난다.

다시 말해 섹스는 여성이 허락해야만 가능한 것이다. 이쯤 되면 여성이 왜 섹스의 주도권을 쥐고 있는지 알겠는가. 이런 점에서 다윈의 성 선택설은 여성과 남성의 섹스에도 그대로 적용된다고 하겠다.

49

섹스의 주도권은
여성에게 있다.

적자생존!

처녀막에 집착하는 남자들

인간은 끊임없이 섹스를 생각하는 존재이다. 이는 발정기에 성생활을 하는 다른 동물들과 아주 다른 인간만의 특징이다. 이런 이유로 여성에게는 다른 동물의 암컷들과는 매우 다른 차이점이 있다. 그것은 젖가슴과 처녀막이 있다는 것이다.

여성의 가슴은 유독 불룩 솟아 있다. 이는 아마도 직립 보행과 관련이 있을 것이다. 이 경우, 여성의 외음부가 보이지 않게 되므로 몸의 앞쪽에 남성의 관심을 묶어 둘 무언가가 필요하기 마련이다. 또한 여성과 남성이 서로 얼굴을 마주보며 성행위를 하게 된 것도 이와 무관하지 않을 것이다.

여성의 처녀막 또한 다른 포유류에서는 발견되지 않는 고유의 것이다. 이처럼, 여성에게 유독 처녀막이 있는 것은 인간에게서 발정기가 소멸되었기 때문이다. 발정기가 되면 다른 동물의 암컷은 외음부 주변이 물집처럼 부풀면서 교미할 때가 되었음을 알린다. 그리고 동물들은 이 짧은 발정기에만 교미를 한다.

아마, 아주 오랜 옛날에는 여성에게도 발정기가 있었을 것이다. 하지만 인류의 진화 과정에서 여성의 발정기는 어떤 이유로 사라져 버렸다. 이때부터 남성들은 혼란에 빠지기 시작했다. 여성의 배란기를 알 수 없게 되었던 것이다.

이제 남성들은 더 이상 다른 남성들로부터 자신의 여성을 방어할 수가 없게 되었다. 여성이 언제든지 성관계가 가능한 상태로 진화했기 때문이었다. 게다가, 상황이 이렇게 되자 배우자가 낳은 아이가 과연 자신의 핏줄인지를 확신하는 일도 매우 힘겨워졌다. 자신의 유전자를 후대에 전하려는 본능을 가진 남자들에게 이보다 더 심각한 문제는 없었다.

남성들은 이때부터 여성에게 처녀막으로 상징되는 혼전 순결과 결혼 후의 정절을 요구하기 시작했다. 다시 말해, 여성의 처녀막에 집착하게 되었던 것이다. 이처럼 남성들의 처녀막 집착은 하루이틀 사이에 이루어진 일이 아니다. 그러니 그 집착의 강도야 오죽하겠는가.

하지만 최근에는 사람들의 인식이 좀 달라지고 있는 듯하다. 여성을 판단하는 여러 기준 가운데 하나로 처녀성을 이해하는 분위기가 조금씩 형성되고 있는 것이다. 물론, 그렇다고 처녀성의 가치까지 사라졌다고 말하려는 건 아니다. 다만 조금 더 성적으로 평등한 세상이 되었으면 하고 바라는 것이다.

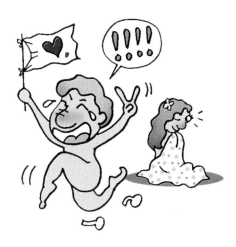

인간은 이미 수천 년 전부터 궁합에 관심을 가졌다. 그래서일까? 기원전 6세기에 씌어진 세계 최고의 성교육서인 《카마수트라 (Kama Sutra)》에는 그럴듯한 궁합 이론이 제시되어 있다.

이 책에 의하면 암컷과 수컷의 성기는 그 크기에 따라 나뉜다. 암컷의 성기는 대(암코끼리), 중(암말), 소(암사슴)로 수컷의 성기 또한 대(수말), 중(황소), 소(수토끼)로 구분된다. 이중, 속궁합이 가장 좋은 쌍은 큰 등급에 속하는 수컷이 한 등급 낮은 암컷, 즉 성기가 조금 작은 암컷과 성교하는 것이다. 즉 숫말과 암말, 그리고 황소와 암사슴의 관계가 좋은 속궁합에 해당한다.

이는 2600년 전의 견해인데도 꽤 일리가 있어 보인다. 당연히, 지금도 속궁합을 저런 식으로 생각하는 사람도 꽤 있을 것이다. 하지만 이는 꼭 맞는 말이라고는 할 수 없다. '물건'의 크기와 여자가 만족하는 섹스는 전혀 관계가 없기 때문이다.

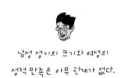

남성 성기의 크기와 여성의
성적 만족은 아무 관계가 없다.

사실 남성의 성기는 다른 동물들에 비해 지나칠 정도로 크다. 대한민국 남성의 물건은 발기했을 때 평균 길이 12cm, 지름 3.5~4cm쯤 된다. 반면 가장 큰 유인원인 고릴라는 발기했을 때의 성기 크기는 4cm밖엔 안 된다. 그만하면 얼마든지 소기의 목적을 달성할 수 있기 때문이다.

물론, 여성들도 남성들의 성기 크기에는 커다란 관심이 없다. 섹스에서 그녀들이 원하는 것은 따로 있기 때문이다. 남성의 거대하고 우람하고 단단한 성기를 보고 행복해하는 여성이 몇이나 될까? 오히려, 여성은 남성의 성기 크기가 아니라 스타일 즉 취향을 더 중요하게 생각한다. 여성이 남성의 엉덩이나 목소리에 성적으로 더 잘 흥분하는 것은 이 때문이다.

여성에게 중요한 것은 몸과 마음으로 충분히 대화할 수 있는 남성이다. 이는 1장에서 말한 것처럼 여성의 몸속이 매우 복잡 미묘하기 때문이다. 이제 알겠는가. 남성의 성기는 그저 '거사'를 치르고 여성을 오르가슴에 인도하는 데 모자람이 없는 정도면 충분한 것이다.

첨언 하나. 실제로, 남성의 성기가 큰 것은 여성에게 별다른 도움이 안 된다. 여성은 지나치게 길고 두꺼운 성기가 아니더라도 얼마든지 성적 만족을 얻을 수 있다. 지나치게 큰 성기는 그저 고통을 일으키고 질액을 마르게 할 뿐이다.

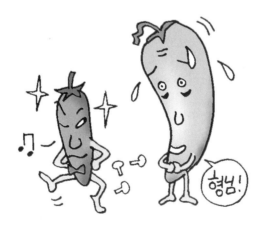

임신 가능 기간에는 정자와 난자의 생존 기간까지가 포함된다. 보통 정자는 3~5일, 난자는 2~3일을 생존한다. 따라서 자신의 배란일로부터 3일 전, 5일 후가 임신이 잘 되는 시기이다. 만일, 생리 주기가 35일이라면 생리 예정일 18일 이후부터 26일 전까지가 이에 해당한다. 배란기를 전후한 시기에는 매일 성관계를 갖는 것보다는 이틀에 한 번 정도 관계를 갖는 것이 오히려 임신 가능성이 더 높다.

체크리스트_배란일 계산하기

배란일과 임신 가능 기간을 예측하는 방법은 다음과 같다.

배란일 : 다음 생리 시작 예정일로부터 14일 전

배란은 다음 생리 시작 예정일로부터 대개 14일 전에 일어난다. 따라서 생리일이 1년 정도 규칙적이라면 어느 정도 정확하게 배란일을 예측할 수 있다. 즉, 생리 주기가 28일인 사람은 생리 시작 뒤 대체로 14일 후에 배란이 이루어진다. 하지만 생리 주기가 35일이라면 생리 시작 뒤 21일 후에 배란이 이루어진다. 이전 생리일에서 배란까지 21일이 걸리고 배란 후 다음 생리일까지 14일이 걸리는 셈이다.

임신 가능 기간: 다음 생리 시작 예정일에서 11일 이후로부터 19일 전

＊생리 주기가 불규칙한 여성이라면?

생리 주기가 불규칙한 여성은 배란일 또한 예측이 어렵다. 이때는 다른 방법을 찾아야 한다.

● 배란진단시약

약국에 가면 배란진단시약을 구입할 수 있다. 소변 5~6방울을 투입구에 떨어뜨려 두 개의 선이 생기면 양성이다. 보통 이 결과는 2~3일간 지속되고, 배란은 첫 양성 반응 후 24~36시간 뒤에 일어난다. 배란진단시약은 집에서도 간편하게 결과를 볼 수 있다는 장점이 있다. 다만, 배란 시기를 잘 파악해 진단해야 하며 가격이 다소 비싼 편이다.

● 병원 진료

병원에서는 3차원 초음파 검사나 소변 검사를 통해 배란일을 진단한다. 3차원 초음파 검사의 경우 난소에 있는 주머니 크기로 배란 유무를 판단한다. 1.6cm 이상의 크기이면 배란이 된다. 정확한 배란일을 알기 위해서는 3~4회 정도 계속 검사를 받는 것이 좋다. 소변 검사는 소변에 들어 있는 호르몬 양의 변화를 통해 배란일을 확인한다.

유사 이래로 남성들은 오해와 편견이 가득한 시선으로 여성을 바라보았다. 이는 지난 역사 동안 여성의 생리가 어떻게 이해되었는지를 살펴보면 금세 알 수 있다.

　　성서의 창세기는 생리를 불복종의 대가로 신이 하와에게 내린 하나의 형벌로 설명한다. 구약성서에서 생리는 극도의 오염, 극도로 혐오스러운 것의 메타포(은유)로 사용됐다. 쿰란에서도 생리 중인 여자는 거룩한 도시에 들어갈 수 없다고 한다. 탈무드 또한 자궁을 '부패한 곳'으로 언급하고 있다.

　　예수 시대, 헤롯 성전에서 제사장들은 여성에게 이방인보다 못한 지위를 부여했다. 특히 생리 중인 여성들은 예루살렘 성전의 네 귀퉁이로부터 배제되는 유일한 존재였다.

　　로마의 역사가 플리니는 월경하는 여성들이 접근하면 신선한 포도주가 시고, 농작물은 시들며, 어린 가지는 죽는다고 했다. 또한 정원에 심어진 작물의 씨는 말라 버리고, 나무에 달려 있는 과실이 떨어지며, 칼의 날은 무뎌지고, 상앗빛은 바래며, 꿀벌은 죽고, 청동과 철은 녹이 슬고, 공기에는 끔찍한 냄새가 진동한다고 말했다. 월경의 냄새를 맡은 개는 미친다고도 했다.

　　3세기의 알렉산드리아의 주교 디오니시우스는 생리 중인 여성을 제한하자고 주장한 최초의 인물이다. 그는 바실리데스에게 보낸 편지에서 '부정한' 사람을 성만찬 테이블에 접근시켜서는 안 된다고 주장했다. 그 뒤, 교회는 수세기 동안 그의 주장을 지지해 왔다.

　　로마에서는 생리 중인 여성과의 성관계가 남성에게 치명적인 영향을 미친다고 보았다. 음문의 피에 들어 있는 독이 남성에게 나병을 일으킨다는 거였다. 로마에서 일반화되었던 이러한 금기는 중세시대까지 이어져 생리 중인 여성과 관계를 맺는 일은 치명적인 죄라는 인식을 낳았다.

이뿐만이 아니다. 콩고나 가봉에서는 지금도 생리 중인 여자를 가족에게서 멀리 떨어진 곳의 움막에 감금한다. 그리고 생리가 끝나기 전까지는 남편이나 시아버지, 시백부 앞에 나타나지 못하게 한다. 동부 아프리카의 스와힐리족은 첫 생리가 있는 소녀를 3개월간 격리 수용한다. 아프리카 남부의 부시맨 사회에서는 생리 중인 여성을 만나면 땅에 두 발이 달라붙어 움직일 수 없는 '나무'가 된다고 믿고 있다.

 ## 당신이 꼭 알아야 할 처녀막 이야기

*처녀막은?

처녀막은 질 입구에서 1~2cm 정도에 위치하는 탄력성이 있는 얇은 막이다. 처녀막은 복주머니의 입처럼 오므려진 모양을 하고 있는 주름 조직으로 구성된다.

이 주름 사이에는 작은 구멍이 나 있어 한 달에 한 번씩 질 분비물이나 생리혈이 흘러나오게 된다. 이 구멍을 처녀막 공이라고 하는데 이것의 형태는 사람에 따라 다르다. 타원형인 사람이 있는가 하면 반원형인 사람도 있고 작은 구멍이 여러 개 나 있는 경우도 있다.

처녀막은 사람에 따라 천차만별이다. 3~4cm까지 늘어날

처녀막은 복주머니의
입처럼 오므려진
주름조직이다.

정도로 그 조직이 두껍고 탄력성이 강한 게 있는가 하면 압박만 조금 가해도 쉽게 파열될 만큼 연약한 것도 있다.

✱처녀막의 존재 이유

진화론적 관점에서 봤을 때 처녀막의 존재 이유는 불분명하다. 처녀막으로 인해 첫 경험이 고통스럽고 어려워지기 때문이다. 하지만 이는 질문 자체가 잘못된 것이다. 처녀막은 어린 여성을 보호하기 위해 존재한다. 처녀막은 외부의 세균이 질 안으로 들어가지 못하도록 예방하는 역할을 한다. 이는 여성의 질 내 생태계를 유지하기 위해서다.

✱처녀막의 형태

처녀막은 보통 원형으로 되어 있다. 하지만 처녀막의 생김새는 사람에 따라 아주 다양하다. 이를테면 원형, 칸막이형, 다공형, 미천공형 등 다양한 모습이 있다. 이중 미천공형은 처녀막에 구멍이 전혀 없이 막혀 있는 상태다. 이 경우, 생리가 시작되면 질과 자궁에 피가 고이므로 심한 복통을 느끼게 된다. 초경이 시작되면 진료를 통해 반드시 조치를 취해야 한다.

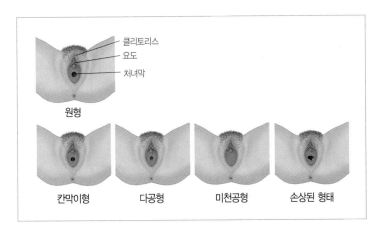

<table>
<tr><td>클리토리스</td></tr>
<tr><td>요도</td></tr>
<tr><td>처녀막</td></tr>
</table>

원형

칸막이형　　　다공형　　　미천공형　　　손상된 형태

처녀막의 여러 형태

✱ 처녀막 파열

지금도 많은 사람들은 처녀막을 마치 혼전 순결의 상징처럼
생각한다. 하지만 이는 잘못된 생각이다. 성관계를 하지 않아
도 얼마든지 처녀막이 파열될 수 있기 때문이다. 처녀막은 자
전거 타기나 승마, 탐폰의 사용, 격렬한 운동이나 자위행위 등
을 하는 사이 파열되기도 한다.

　처녀막에는 작은 혈관들이 잘 발달되어 있어 첫 경험을 할
때 통증과 출혈이 따른다. 다만, 처녀막이 있다고 해서 첫
경험에서 반드시 혈흔이 남는 것은 아니다. 실제로, 여성 10
명 중 3~4명에서는 처녀인 경우에도 출혈이 일어나지 않는
다. 특히, 원형 처녀막을 가진 여성은 첫 경험에서 처녀막이
파열된다 해도 출혈이 거의 없다. 또한 여성 100명 중 1명은
선천적으로 처녀막이 없다고 한다.

　처녀막은 여성의 삶과 함께 점차 다양한 모양으로 변해 간

처녀막은 성관계를
하지 않아도 얼마든지
파열될 수 있다.

다. 성관계의 기간과 횟수, 남성 성기의 크기, 처음 파열된 위치에 따라 그 모양과 크기가 달라지기 때문이다. 하지만 성관계를 자주 한다고 해서 처녀막이 완전히 사라지는 것은 아니다. 대개, 처녀막은 자연 분만을 한 뒤에야 거의 없어져 그 흔적만 남게 된다.

*처녀막 비후증

어떤 행태의 처녀막을 소유하든 그것이 지나치게 실하면 문제가 된다. 성관계 시 남성의 성기를 받아들일 수가 없기 때문이다. 이때 무리하게 삽입을 시도하다가는 찢어지는 듯한 통증과 함께 심한 출혈이 일어날 수 있다. 이런 경우라면 반드시 병원 진료를 받을 것을 권한다. 그로 인해 성기능 장애가 초래되거나 세균에 감염될 위험이 있기 때문이다.

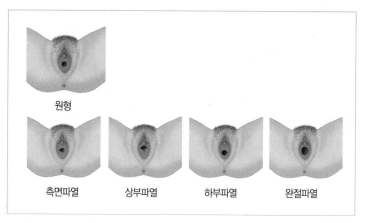

처녀막의 파열 형태

✱처녀막 폐쇄

처녀막에 아무런 구멍도 없이 질구를 완전히 막고 있을 때를 처녀막 폐쇄라고 한다. 이 경우, 생리가 시작되어도 출혈이 나타나지 않는다. 생리혈이나 질 분비물이 밖으로 빠져나갈 수 없기 때문이다. 만일, 초경이 늦어지고 하복부가 심하게 아픈 증상이 나타나면 병원 진료를 받아야 한다. 처녀막 폐쇄는 처녀막에 작은 구멍을 뚫는 수술로 간단히 해결할 수 있다.

TIP '물건'의 이모저모

• 성기 _ 사람마다 지문이 다르듯이 남성 성기의 모양도 모두 다르다. 포경수술을 하지 않은 남성의 성기는 봉오리가 피지 않은 튤립과 비슷한 모습이다. 발기하지 않았을 때의 성기는 아기의 그것을 확대해 놓은 것과 비슷하다. 다만, 발기가 되었을 때의 모습은 포경수술을 한 성기의 모양과 같다. 성적 쾌감과 포경수술 여부와는 상관이 없는 걸로 알려져 있다.

• 발기 _ 남성이 발기할 때까지 걸리는 시간은 평균 3~8초로 몹시 짧다. 남자가 밤에 자는 동안 발기하는 횟수는 평균 5번이고, 각각 30분 정도 지속된다. 남성이 사정하는 속도는 시속 45km쯤 된다.

• 음경골절 _남성의 성기에는 뼈가 없다. 하지만 음경골절은 있다. 음경골절은 발기한 성기에 무리한 힘이 가해졌을 때 해면조직을 감싸고 있는 하얀 막이 찢어지면서 출혈이 생기는 것을

말한다. 무리한 체위로 성관계를 하는 중에 간혹 이런 일이 벌어지기도 한다. 음경골절이 일어나면 남성 자신도 뚝 하고 부러지는 느낌을 받는다. 음경골절이 일어나면 즉시 119를 불러야 한다.

- 고환 _ 고환의 평균 크기는 4×3×2.5cm로 살짝 눌러놓은 탁구공 크기와 비슷하다. 고환이 비정상적으로 작을 경우에는 남성 호르몬 계통에 문제가 있을 수 있다. 하지만 고환의 크기와 정력이 비례하는 것은 아니다. 덧붙여 모든 남자의 고환은 짝짝이다. 걸을 때 마찰을 줄이기 위해 그렇게 진화된 것이다.

- 음모 _ 남성의 음모는 배꼽 아래 성기가 시작되는 뿌리 부분에 집중해서 나 있다. 털이 많은 사람은 허벅지 안쪽과 배꼽까지 일렬로 나 있기도 하다. 참고로 배꼽부터 아래로 나 있는 털을 해피 트레일이라고 한다.

- 첫 경험 _ 첫 경험에서 여자가 긴장하면 남성 또한 삽입하기가 힘들다. 하지만 그 때문에 성기가 아프거나 그것이 처녀막에 부딪히는 느낌은 갖지 않는다.

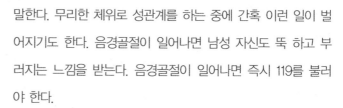 처녀막복원술

지금은 예전처럼 혼전 순결이 크게 중요한 시대가 아니다. 그래서일까? 요즘은 오히려 결혼을 앞둔 여성들이 자기 관리를 목적으로 수술을 하는 경우가 크게 늘고 있다. 또한 성폭력이나 본의 아닌 원나잇스탠드 등에 의해 처녀성을 잃은 여성의 경우에도 수술이 필요할 수 있다.

어떤 경우든 자신의 과거를 잊고 새 출발을 하고 싶은 여성은 처녀막복원을 고려해 볼 수 있다. 혹시 소문이 나지 않을까 하고 걱정할 필요는 전혀 없다. 여성의 인생이 걸린 문제이니만큼 프라이버시는 철저하게 보장이 된다.

*수술 방법

처녀막복원은 미세혈관의 재생을 유도해 처녀막을 원래에 가깝게 복원시키는 수술이다. 처음 병원에 들르면 먼저 영상진단기기를 이용해 화면으로 처녀막의 상태를 확인하게 된다. 이후, 상담을 통해 수술이 결정되면 간단한 국소 마취 후 수술이 진행된다.

처녀막은 매우 얇고 약한 조직이기 때문에 수술을 할 때 세심한 주의를 기울여야 한다. 수술은 손상된 처녀막을 모양을 맞춰 가며 봉합하는 방식으로 이루어진다. 레이저를 이용해 시술하므로 출혈이 거의 없고 상처도 자연스럽게 아물며 회복도 빠르다.

또한 저절로 녹는 미세 봉합사를 이용하기 때문에 수술 흔적도 거의 남지 않는다. 수술 뒤에는 영상진단기기를 통해 복원된 처녀막의 상태를 눈으로 직접 확인할 수 있다.

다만 처녀막 파열이 심한 경우에는 2차 수술이 필요할 때도 있다. 멀리 있는 것을 서로 당겨 붙이는 관계로 수술 뒤 약간 늘어나는 경우가 있기 때문이다. 이런 경우에는 가급적 3개월 정도의 시간을 두고 하는 것이 좋다.

처녀막 복원의 핵심은 수술 뒤 성관계를 가질 때 반드시

63

처녀막복원의 핵심은 성관계 때 출혈을 보는 것이다.

출혈이 일어나도록 하는 것이다. 따라서 숙련된 기술과 풍부한 임상 경험이 있는 전문의에게서 받는 것이 좋다. 본원에서는 환자 맞춤형 수술을 통해 최대의 효과를 거둘 수 있도록 최선을 다하고 있다.

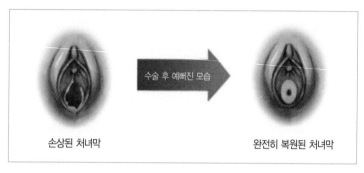

손상된 처녀막　　　　　　　　　　　　　완전히 복원된 처녀막

수술 후 예뻐진 모습

복원된 처녀막

✱동반 수술

인공 유산의 경험이 있거나 성경험이 많은 여성은 질이 늘어나 있는 경우가 많다. 이 경우에는 처녀막복원 후 첫날밤에 혈흔이 남는다 해도 최대의 효과를 거두기 어렵다.

원래 남성은 성관계에서 여성이 아파하는 모습이나 질에 의한 반사적 저항감에 더 큰 만족을 느낀다. 만일, 아무런 저항감 없이 쉽게 성기가 삽입되거나 질이 헐겁다는 느낌을 받는다면 뭔가 부족한 느낌을 받기 마련이다. 심지어, 노련하거나 예민한 남성은 뭔가 이상하다는 의구심을 가질 수도 있다.

이때 처녀막복원 시 질축소수술을 함께 받으면 보다 만족스러운 결과를 얻을 수 있다. 늘어난 질을 좁히는 것으로 일석이조의 효과를 거둘 수 있기 때문이다. 본원에서는 처녀막 복원 시 상담을 통해 늘어난 질의 축소 성형도 병행하고 있다.

✳수술 시기

처녀막복원은 수술 시기를 잘 선택해야 한다. 보통 신혼여행 3~4주 전에 하는 것이 가장 좋다. 상처가 다소 덜 아문 상태에서 첫날밤을 보내게 돼 혈흔이 남을 확률이 높아지기 때문이다. 그렇다고 수술 시기에 특별한 제한이 있는 것은 아니다. 언제 받아도 그 효과는 비슷하기 때문이다.

✳수술 시간

처녀막복원은 크게 까다롭지 않은 수술이다. 사람에 따라 차이는 있지만 약 30분 정도면 수술이 모두 끝난다. 그 뒤 1시간 정도 안정을 취한 뒤 퇴원하면 된다. 퇴원 후에는 바로 일상생활을 할 수 있다.

✳수술 후 경과

- 약 – 수술 후 며칠간 약을 복용하면 된다.
- 목욕 – 수술 뒤 물 같은 누런 냉이 흘러나올 수 있다. 상처부위가 아물면서 나오는 진물과 미세 봉합사가 녹는 것이니 걱정 말자.
- 안정 – 수술 뒤 일주일 정도는 안정을 취해야 하고 오랫동안 걷거나 뛰는 것은 금물이다.

- 청결 - 수술 다음날부터 하루 1~2회 정도 좌욕하면 도움이 된다.

- 회복 - 수술 뒤 3주째가 되면 수술 부위의 상처가 거의 다 아물어 별다른 불편이 없을 것이다. 이때부터 성관계가 가능하다.

- 내원 - 수술 뒤 1~2회 내원하는 편이 좋다. 수술 부위를 소독하고 경과를 살피기 위해서다. 하지만 부득이한 사정이 있다면 의사의 처방에 따라 집에서 회복해도 된다.

- 상담 - 수술 뒤 갑자기 성관계를 할 일이 생긴다면 가급적 72시간 전에 의사와 상담하는 편이 좋다. 출혈여부를 체크하고 필요하면 미리 혈흔 수술을 받아야 하기 때문이다.

- 부작용 - 수술 후 일주일 동안은 뻐근함을 느끼거나 출혈, 분비물 등이 생길 수 있다. 회복 과정에서 자연스럽게 일어나는 일이니 걱정할 것은 없다. 다만, 과한 출혈이 있다면 가급적 병원 진료를 받는 게 좋다. 대개 별다른 통증은 없지만, 혹시 통증이 심하다면 2~5일 동안 진통제를 복용하면 괜찮아진다.

언제나 여자를 만족시키는 100% 성공 비법_

쓰다듬는다, 칭찬한다, 응석을 받아준다, 무드를 잡는다, 마사지를 해준다, 물건을 고쳐준다, 고개를 끄덕이며 공감한다, 세레나데를 불러준다, 찬사를 보낸다, 격려해 준다, 음식을 먹여준다, 달래준다, 감질나게 애태운다, 농담한다, 흥분시킨다, 손끝으로 살짝 건드린다, 위로한다, 포옹한다, 살쪄도 신경 쓰지 않는다, 장난치듯 껴안는다, 열광한다, 보호한다, 전화한다, 기대한다, 키스하고 애무하고 페팅한다, 코로 문지른다, 용서한다, 액세서리를 사준다, 재미있게 해준다, 황홀하게 해준다, 물건을 들어준다, 소원을 들어준다, 보살펴준다, 신뢰한다, 옹호해 준다, 옷을 사준다, 허풍을 떤다, 신성하게 여긴다, 인정해 준다, 멋대로 하게 내버려 둔다, 안아준다, 그녀를 위해 희생한다, 그녀의 꿈을 꾼다, 짓궂게 놀린다, 감사한다, 꼭 껴안는다, 마음대로 하게 한다, 숭배한다, 또 숭배한다.

언제나 남자를 만족시키는 100% 성공 비법 : 옷을 홀딱 벗고 찾아간다.

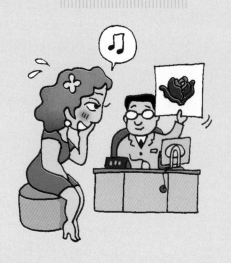

Chapter 3
여성의 꽃, 소음순 성형
– 레이저로 리뉴얼하는 '제2의 얼굴'

여성의 꽃, 소음순 성형

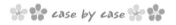

기억에 남는 편지

안녕하세요?

지난 6월, 소음순 재수술을 받았던 윤정희(가명)입니다.

기억나시죠? 3년 전쯤 일산에서 소음순 성형을 받았다던…

하지만 그때 수술을 받고 나서 저는 정말 크게 후회했어요.

양쪽의 모양도 다르고 대칭도 맞지 않아 정말 마음에 들지 않았거든요.

다시 수술을 결심하긴 했지만… 걱정도 되고 얼마나 짜증이 나던지. 그래도 이번에는 분명히 잘될 거라는 희망을 가지고 수술을 받았네요. 수술하는 날, 괜찮다고 했는데도 남편은 부득불 병원까지 쫓아왔죠.

쑥스럽다면서 계속 차에 있기는 했지만…

그날 지방에서 온다던 환자가 늦게 도착하는 바람에 제 수술 시

양쪽 소음순 모양이 다르고
비대칭이라면 성형을 고려하라.

간이 한 시간이나 지연됐잖아요.

남편이 자꾸 짜증을 내면서 먼저 간다고 하기에…

맘대로 하라고 하고는 저는 수술 받고 나서 낮잠까지 한잠 자고 집에 돌아갔어요. 안 와도 된다는데 굳이 따라와서는 성질까지 내는 건 무슨 심보인지….

본론은요, 원장님께서 신경 쓰시고 잘해주셔서 이번엔 색깔도 모양도 맘에 너무 듭니다.

사진이라도 한 장 찍어놓고 싶은 심정이라니까요.

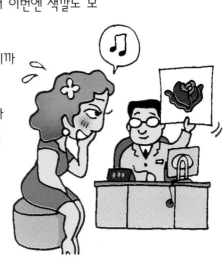

사실 수술 뒤 상처가 잘 아물 때까지 조신하게 기다리기도 했어요. 얼마간 금주까지 하면서… ㅋ

지금은 신랑에게 보고 싶으면 돈 내라고 할 만큼 자신감이 생겼어요.

한번은 농담으로 돈 내놔 그랬더니 저더러 너무한다고 하더군요. 그래 놓고도 보고 싶은지 슬슬 제 눈치를 보며 비위를 맞추긴 하지만요. 조금만 더 기다리라면서 아직까지는 튕기고 있답니다.

그 생각만 하면 얼마나 웃음이 나는지…

수술을 잘해 주신 원장님과 실장님 그리고 간호사분들께 감사드려요.

2009. 1. 6. 일산에서

인간은 동물과 다르다. 동물은 배란기에만 교미를 하는 반면 인간은 연중무휴로 성생활을 누리기 때문이다. 인간이 젊음에 집착하는 것은 바로 이런 이유 때문이다. 하지만 다른 동물의 입장에서 본다면 인간은 어린 것들에게 성욕을 느끼는 일종의 성도착자처럼 보일지도 모른다.

명기는 없다!

지금까지도 적지 않은 남성들은 이른바 '명기(名器)'에 대한 환상을 가지고 있다. 뭔가 특별한 여성이 있으며 그녀를 통해 황홀경을 체험할 수 있다고 믿는 것이다. 그래서일까? 여전히, 여성의 귀를 보면 명기인지 알 수 있다거나 엉덩이가 올라붙은 여성이 명기라거나 하는 속설이 회자되곤 한다. 심지어는 그곳에 털이 없는 여성이 명기라는 주장이 있을 정도이다.

하지만 이것은 단지 속설에 불과할 뿐이다. 즉, 여성의 신체 일부를 통해 명기를 구별할 수 있다는 것은 전혀 근거가 없는 이야기이다. 만일 그 말이 맞으려면 여성의 신체와 성기의 연관성에 대한 데이터가 있어야 하는데 그런 것은 어디에도 존재하지 않는다. 더구나 여성의 귀와 엉덩이 그리고 여성 성기의 역할과 구조는 서로 매우 다르다.

사실 많은 남성들은 자신들의 믿음을 합리화하기 위해 고대 방중서(房中書)들을 근거로 제시하기도 한다. 물론 이 또한 터무니없기는 마찬가지 이야기이다. 고대의 방중술 중에는 현대 의학의 입장에서 보면 실소를 금치 못할 사례들도 많이 있기 때문이다.

이를테면 잘 알려진 방중서인 중국의 《소녀경(素女經)》에는 '접이불루(接以不漏)'라는 말이 등장한다. 이를 번역하면 아마 '사정의 절제'쯤이 될 듯하다. 즉, 접이불루에는 성행위는 하되 가능한 한 사정은 하지 않아야 남성의 원기를 보다 잘 보존할 수 있다는 의미가 내포돼 있다.

어쩌면, 고대인들은 이 말을 진심으로 받아들였을지도 모르겠다. 그런데 남성의 사정은 너무 많이 하는 것보다 오히려 지나치게 억제할 때 더 심각한 피해를 불러 온다. 정액은 적절하게 배출될 때 더욱더 활발하게 생성된다. 이런 이유로 오랫동안 사정을 참으면 정액이 몸에서 빠져나가지 못해 전립선에 문제가 생길 수도 있는 것이다.

나는 남성들의 명기에 대한 신념의 대부분은 허구라고 생각한다. 더 나쁜 것은 그러한 관념이 여성의 몸에 대한 남성들의 무지와 오해에서 비롯됐다는 점이다. 나는 선천적으로, 생물학적으로 특수한 성기를 가진 여성이 있다는 말에는 전혀 동의할 수 없다. 또한 그것은 인위적으로 만들 수 있는 것도 아니다.

반면 나는 서로 조금씩만 양보하면 누구든 아주 만족스러운 섹스를 할 수 있을 거라고 믿는다. 여성은 성적 자극에 즉각적인 반응을 보이는 남성과 달리 이에

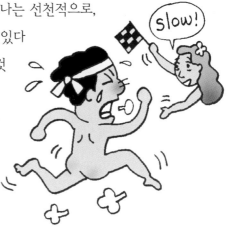

완만하게 반응한다. 이는 남성의 성감대가 성기에 집중돼 있는 데 비해 여성의 성감대는 질과 그 주변 그리고 온몸에 퍼져 있기 때문이다. 즉, 여성은 남성보다 성적으로 흥분하는 데 훨씬 오랜 시간이 걸린다.

아마, 대다수의 남성들이 자신의 배우자가 명기임을 알지 못하는 것은 이런 탓일 듯하다. 여성은 성적으로 충분히 흥분하면 누구나 명기의 소유자가 된다. 이때 질은 애액으로 젖고 그 바깥쪽 1/3은 G-스폿이 부풀어 두툼해지면서 질벽이 안쪽으로 융기되어 죄는 모양이 된다. 또한 섹스 중 여성이 강력한 쾌감을 느끼면 자연스럽게 질에 수축이 일어난다. 이른바 남성들이 꿈꾸는 완벽한 명기로 거듭나는 것이다.

결국 여성을 명기로 만드는 것은 남성의 여성에 대한 배려이다. 여성에게 왜 전희가 중요한지 이제 알겠는가. 남성이 섹스에서 강력한 쾌감을 느끼고 싶다면 자신과 여성의 차이를 깨닫고 그 갭을 메워야 한다. 즉, 여성을 명기로 만드는 것은 남자 하기에 달린 셈이다.

TIP. 항문거근

항문거근은 항문 위쪽을 반원주 모양으로 둘러싸는 테이프 형태의 골격근을 말한다. 이 근육은 주로 회음부의 수축을 담당하는 역할을 한다. 따라서 항문거근에 힘을 주면 남성은 성기가 위아래로 흔들리고 여성은 질구가 좁혀진다.

이 항문거근을 단련시키면 보다 즐거운 성관계를 즐길 수 있다.

목욕과 용변 시간
활용방식에 따라
섹스의 질이 달라진다.

남성은 타월 등으로 발기한 성기를 위로 들어올리기만 해도 이 근육이 강화된다. 또, 여성은 소변을 볼 때 잠시 참았다 다시 누었다가를 반복하면 이 근육이 단련된다. 목욕과 용변 시간을 어떻게 활용하느냐에 따라 섹스의 질이 달라지는 것이다.

내 몸속의 즐거운 미로

여성의 성감대는 자율신경의 분포 정도에 따라 1차 성감대와 2차 성감대로 나뉜다. 1차 성감대는 전기를 저장하고 과부하를 방지하는 장치인 콘덴서에 비유할 수 있다. 이는 여성이 성적으로 충분히 흥분한 상태에서는 1차 성감대가 더 이상 자극을 받아들이지 않기 때문이다. 하지만 여성의 오르가슴은 대개 1차 성감대로부터 비롯된다.

2차 성감대는 여성의 몸에 300개 이상 존재한다. 입술, 귀, 코, 혀, 목덜미, 겨드랑이, 등, 팔, 회음부, 항문, 배꼽, 손가락, 발가락 등 거의 온몸이 성감대이기 때문이다. 여성은 촉각의 자극이 대뇌피질로 전해지면 이때 성감을 느끼게 된다. 따라서 촉각이 있는 곳은 모두 성감대가 될 수 있다.

그런 탓에 성감대가 거의 동일한 남성과 달리 여성의 성감대는 사람에 따라 천차만별이다. 또한 시간, 장소, 분위기, 파트너에 따라 여성의 성감대는 매우 변화무쌍하게 변화한다.

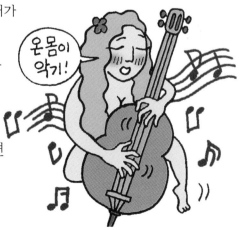

따라서 반드시 한 가지를 기억해 둘 필요가 있다. 여성의 몸을 열기 위해서는 먼저 여성의 마음을 열어야 한다. 여성에게 에로틱한 분위기와 충분한 전희가 필요한 것은 이 때문이다. 여성의 성감대는 서서히 달아오르며 상호작용을 일으킨다는 점을 기억하자.

섹스는 인생의 윤활유 역할을 하고 여성의 성감대는 섹스의 윤활유 역할을 한다. 지금부터 여성의 몸 이곳저곳에 자리 잡은 섹스 포인트, 즉 성감대로 향하는 여행을 떠나 보자. 여성에게는 몸의 성감대보다 마음의 성감대가 더 중요하다는 사실을 잊지 말고 말이다.

✳1차 성감대

● 클리토리스

클리토리스는 여성의 몸에서 오직 성적 쾌락만을 위해 존재하는 유일한 기관이다. 이런 이유로 여성 성감대의 중심이라고도 불린다. 클리토리스(음핵)는 길이가 0.5~1.5cm 정도로 아주 작다. 하지만 훨씬 큰 남성의 귀두와 맞먹을 정도로 말단신경이 집중되어 있는 아주 민감한 성감대이다.

질전정과 마찬가지로 클리토리스 자극을 통해 여성은 쉽게 오르가슴에 도달한다. 다만, 아주 예민한 곳이기 때문에 가급적 부드럽게 자극하는 것이 좋다. 너무 세게 자극하면 불쾌감이나 통증을 느끼기 마련이다. 음핵은 성적으로 흥분하면 일단 발기하지만 성감이 고조되면 점차 안으로 숨어 버린다.

클리토리스는
오직 성적 쾌락만을 위해
존재하는 기관이다.

● 소음순

소음순은 음핵의 포피, 회음부와 연결되어 있고 말단신경이 많이 집중되어 있는 민감한 성감대이다. 성적 자극을 받으면 소음순은 평소보다 앞으로 튀어나와 남성의 성기를 받아들이기 쉬운 상태가 된다. 또한 소음순 내부의 구해면체가 2~3배로 팽창하고 색도 홍자색으로 변한다.

이러한 팽창은 여성의 성적 쾌감을 더욱 더 증폭시킨다. 소음순의 성감을 높여주는 동시에 남성 성기의 운동에 의한 진동을 질전정과 클리토리스에 전달하기 때문이다. 이런 이유로 클리토리스를 직접 자극하는 것보다 소음순을 자극하는 편이 오르가슴을 얻기 쉽다는 여성도 종종 있다. 한편, 성행위가 모두 끝나면 소음순은 성기 부분의 혈액이 소실됨에 따라 색채가 없어진다.

● 대음순

대음순에는 피하 지방 조직이 잘 발달되어 있다. 이런 탓에 성관계를 할 때 마찰이나 충격을 감소시키는 역할을 한다. 아주 민감한 성감대는 아니지만 어떤 여성은 이곳의 자극에 매우 민감하게 반응하기도 한다.

대음순은 성적으로 흥분하면 조직에 변화가 따른다. 그 정도는 출산의 유무에 따라 다르다. 처녀의 경우에는 대음순이 편평해지고 얇아진다. 이는 자극을 받은 주변 근육이 긴장하면서 대음순을 끌어당기기 때문이다. 반면 아이를 낳은 여성은 대음순의 크기가 2~3배로 팽창한다. 출산을 겪으면서 대음순 내의 모세혈관이 발달하기 때문이다.

한편 대음순의 음모를 따라 분포되어 있는 땀샘은 여성의 체취를 강하게 풍기는 작용을 한다. 여성 특유의 이 냄새는 남성의 성감을 높이는 데 중요한 역할을 한다.

● 질전정

질전정이란 요도구에서 질개구부까지의 영역을 말한다. 이곳은 말단신경과 감각수용기가 집중되어 있는 가장 예민한 성감대 중의 하나이다. 이 부분을 부드럽게 자극하면 오르가슴에 이르는 여성이 많다. 질전정을 자극하면 클리토리스와 소음순의 성적 흥분도 동시에 고조된다.

● 질

질은 그 끝이 자궁과 연결되어 있는 일종의 통로로서 남자의 성기를 받아들이는 곳이다. 평상시에는 상하로 닫혀 있지만 성적 자극을 받으면 질액이 분비되면서 그 입구가 열리게 된다.

질은 그 입구로부터 3분의 1 정도까지가 민감한 성감대이다. 이 부분을 부드럽게 자극하면 성적 흥분이 고조되는 것을 알 수 있다. 질에 대한 성적 자극은 클리토리스와 소음순의 성적 흥분도 고조시킨다.

질은 성적 쾌감을 느끼면 그 근육이 수축한다. 여성이 오르가슴을 느낄 때 남성이 강한 성적 자극을 느끼는 건 이 때문이다. 질구의 근육은 괄약근과 연결되어 있어 항문을 조이면 질구 또한 조여진다.

● G-스폿

G-스폿은 질구로부터 4~5cm 안쪽의 상부에 위치한다.

작은 동전 정도의 크기로 흥분하면 팽창하는 물결 모양의 부드러운 주름 조직이다. 이곳에는 요도와 연결되는 수많은 구멍과 혈관, 그리고 말초신경이 모여 있다. 안타깝게도 G-스폿은 여성의 40% 정도에서만 나타난다는 통계가 있다.

G-스폿은 여성에게 있어 매우 중요한 성감대이다. 이곳에 자극을 가하는 것만으로도 오르가슴을 느끼고 심지어는 사정을 하는 여성도 있다. 여성 사정은 G-스폿이 팽창하면서 흘러나오는 분비액이 요도측선을 통해 배출되는 현상을 말한다. 요도측선은 침샘과 비슷한 기관으로 자극을 받으면 액체를 분비한다.

● 유두

여성의 가슴은 일종의 지방 덩어리로서 민감한 성감대는 아니다. 하지만 가슴 한가운데 자리 잡고 있는 유두는 클리토리스에 비교할 만큼 예민한 성감대이다. 이는 다양한 감각 수용기와 말단신경이 이곳에 집중되어 있기 때문이다. 여성의 75% 이상이 유두에 대한 자극만으로도 오르가슴에 도달할 수 있다고 한다.

유두는 성적 흥분이 고조되면 발기하여 단단해진다. 이는 유두 조직 내에 있는 근섬유가 수축되기 때문이다. 이때 또한 가슴이 커지고 젖꽃판이 심하게 부어오르게 된다. 가슴이 커지는 현상은 출산과 수유 경험이 없는 여성에게서 특히 두드러지게 나타난다.

*2차 성감대

● 입

여성의 몸에서 점막으로 되어 있는 부분, 점막과 피부가 접히는 부분은 감각이 예민하다. 이는 그곳에 말단신경이 밀집되어 있기 때문이다. 이런 이유로 입과 입술은 민감한 성감대의 하나이다.

따라서 보다 만족스러운 섹스를 하고 싶다면 성관계 시 상황에 따라 적절하게 키스를 활용하는 것이 좋다. 아주 극소수이지만 키스를 통해 오르가슴을 느끼는 여성도 있다고 한다. 이는 곧 입과 입술이 여자에게 얼마나 중요한 성감대인지를 알려준다.

첨언 하나. 성적으로 흥분하면 여성은 교감신경의 작용으로 점성이 강한 끈적끈적한 침을 분비한다. 반면 평상시에는 부교감신경에 의해 묽은 침이 분비된다.

● 귀

귀는 부드러운 귓불, 말랑말랑한 귓바퀴, 귀의 뒷면 등으로 이루어져 있다. 이곳은 여성에게 매우 중요한 성감대의 하나이다. 귀의 고막 내측에는 대뇌와 연결되는 동맥이 자리잡고 있다. 이런 이유로 귀는 성기와 대뇌의 사이에서 중계소와 같은 역할을 한다. 귀를 자극하면 여성이 간지러워하고 몸을 움츠리는 것은 이 때문이다.

귀는 사람의 몸에서 가장 온도가 찬 곳이다. 따라서 귀는 온도차에 매우 민감한 곳이다. 따라서 사랑의 말을 속삭이며 애정을 표현하는 일은 여성의 심리적 긴장과 경계심을 풀게 하는 효과가 있다. 귀의 온도가 변하면 그 느낌이 그대로 감각수용기관을 통해 대뇌로 전달되기 때문이다.

● 머리카락

진화 과정에서 인간의 털은 점차로 소멸되었다. 하지만 외음부, 하복부, 겨드랑이, 항문 주변 등에는 여전히 털이 남아 있다. 공교롭게도 이곳 모두는 여성의 성감대와 일치한다. 이는 털의 모근이 모근종말이라는 민감한 말단신경에 의해 둘러싸여 있기 때문이다.

남성이 머리카락을 만질 때 여성은 미묘한 성적 자극을 느끼게 된다. 이는 머리카락에 대한 자극이 모근 주변의 감각수용기관을 통해 뇌에 전달되기 때문이다. 정리하자면 털 그 자체는 성감대가 아니다. 하지만 털이 분포하는 곳은 어디나 여성의 훌륭한 성감대이다.

● 겨드랑이

겨드랑이는 피부가 매우 얇고 털이 나 있으며 땀샘도 많은 곳이다. 또한 겨드랑이에는 신경말단이 많이 집중되어 있다. 따라서 겨드랑이 역시 여성의 민감한 성감대 중 하나이다. 이런 이유로 성적 쾌감이 고조됐을 때 겨드랑이를 자극하면 커다란 효과를 얻을 수 있다. 다만, 피부가 얇고 연한 부분이므로 가볍고 부드럽게 자극해야 한다.

● 목

남성이 여성의 목을 애무하는 것은 그 라인이 아름답기 때문일 것이다. 실제로, 여성의 목은 매우 훌륭한 성감대이다. 이는 목 양쪽의 흉쇄유돌근 근처에 자극을 대뇌로 전달하는 교감신경과 미주신경이 집중되어 있기 때문이다. 가장 민감한 부분은 이 근육이 뻗어 있는 귀 뒷부분에서 목의 앞부분까지이다.

한편, 아래턱에 가려져 있는 목 부분도 예민한 성감대이다. 다만, 지나치게 민감한 곳이라서 자칫 잘못하면 분위기가 깨질 수도 있다. 여성이 간지러움을 느끼고 웃음을 터뜨릴지도 모르기 때문이다.

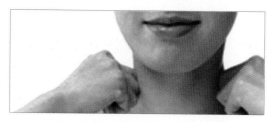

목 양쪽 주먹이 가리키는 곳이 흉쇄유돌근

● 회음부

회음부는 여성의 질과 항문의 사이를 뜻한다. 남자의 경우라면 항문과 음낭 사이에 해당한다. 회음부는 여성에게 있어 매우 민감한 성감대이다. 이곳에 감각의 집합체라고 할 만큼 다양한 말단신경들이 밀집되어 있기 때문이다.

그중, 특히 주목할 것은 피치니소체라고 하는 신경조직이다. 이는 피부의 심부에 있으며 눈으로 볼 수 있을 정도로 거대한 감각수용기관이다. 이는 클리토리스에도 존재하는 것으로 강한 압박에 매우 민감하게 반응한다. 자전거를 탈 때 묘한 흥분을 느끼거나 남성의 성기가 깊이 삽입되었을 때의 쾌감은 이로 인한 것이다.

● 허벅지와 엉덩이

허벅지는 외음부에, 그리고 엉덩이는 항문에 연결된다. 즉, 이 두 곳은 최고의 성감대인 항문과 외음부의 시작점에 해당한다. 특히, 서혜부(불두덩 옆의 오목한 부분)에서 허벅지 안쪽까지는 매우 강력한 성감대이다. 다양한 혈관신경과 감각수용기관이 밀집되어 있기 때문이다.

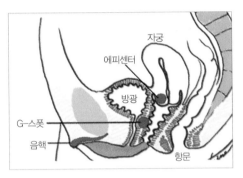

오르가즘과 관련된 여성의 성감대

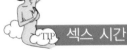

섹스 시간

거의 모든 포유류들은 대개 교미를 빨리 끝낸다. 섹스에 빠져 있다가는 언제 천적들의 공격을 받게 될지 모르기 때문이다. 다시 말해, 포유류의 짧은 섹스 시간은 종족 보존을 위한 자연의 섭리인 셈이다. 이 때문일까? 남성의 섹스 시간은 그리 길지 않다. 성행위를 시작해서 절정을 느끼는 데 건강한 남성은 평균 2분 30초가 소요된다.

반면 건강한 여성은 평균 13분이 소요된다고 한다. 어쩌면, 이는 여성의 몸에 최적화된 섹스 시간인지도 모르겠다. 남성이 삽입한 후의 섹스 시간은 여러가지 논란이 있지만 대개 20분 가량이 적당하다는 주장이 많다. 너무 오래 왕복 운동을 하면 여성의 질액이 마르면서 오히려 고통을 느끼기 때문이다. 가끔 1시간도 넘게 왕복 운동을 한다는 남성도 있는데 이런 경우는 '뻥'이거나 지루일 가능성이 많다.

TIP 전족과 코르셋

　전족은 중국의 북송 무렵에 이미 존재하기 시작하여 19세기말까지 존속했다. 이는 아직 어린 여자 아이의 발을 천으로 꽁꽁 감은 다음 조그만 구두를 신겨 여성을 후천적인 기형으로 만들던 악습이었다.

　전족은 당시 가축처럼 하나의 재산으로 취급되던 여성을 통제하고, 그 몸을 억압해 남성의 쾌락을 극대화하려는 일종의 폭력이었다. 보통, 전족을 한 여성들의 발 크기는 10cm 안팎이었다고 한다. 또한 절세미인이었던 조비연이나 양귀비는 발 크기도 채 10cm도 안 됐다고 전해진다.

　한편 16~18세기에 서양 여성의 복장을 지배했던 코르셋(corset)은 남성의 성적 환상을 충족시키기 위해 여성들의 몸을 옥죄었다. 당시의 여성들은 이상적으로 여겨지던 14~15인치의 허리를 갖기 위해 고래 뼈, 철근 등으로 과도하게 허리를 조였다.

　이런 이유로 많은 여성들의 척추가 휘거나 코르셋을 졸라매는 부분에 심한 흉터를 얻게 됐다. 심지어는 갈비뼈가 부러져 목숨을 잃는 어린 여성들도 생겨났다. 코르셋은 남성들의 성적 환상을 만족시키기 위해 강요된 의복이었다. 당시의 남성들은 숨을 쉬지 못해 창백한 얼굴로 자주 기절하는 여성을 최고의 미인으로 여겼다고 한다.

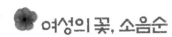
여성의 꽃, 소음순

✱소음순은?

소음순은 여성의 질구를 둘러싸고 있는 날개 모양으로 된 한 쌍의 피부조직이다. 대음순 안쪽에 위치하며 어느 정도 두께가 있고 탄력성과 신축성이 풍부한 섬유탄성조직으로 되어 있다. 언뜻 비슷해 보이지만 대음순과 소음순은 발생학적으로 전혀 다른 기관이다. 대음순과 달리 소음순에는 지방과 땀샘이 없고, 음모가 나지 않는다.

✱소음순의 역할

소음순은 외음부를 감싼 채 피부를 촉촉하게 유지시킨다. 이는 외부의 감염으로부터 여성의 질과 외음부를 보호하기 위해서이다. 한편 소음순은 많은 혈관과 신경, 분비샘이 집중되어 있는 중요한 성감대이다. 성적 자극에 예민하여 흥분하면 충혈되고 팽창하는 것은 이 때문이다. 다만 소음순의 크기와 모양은 여성이 성감을 느끼는 정도와는 특별한 관련이 없다.

소음순은 성적 자극에 예민하며, 흥분하면 충혈되고 팽창한다.

✱소음순의 형태

소음순의 모양과 크기 등은 여성의 체형이나 연령, 임신과 분만 여부에 따라 천차만별이다. 다만, 그 모양은 2차 성징이 나타나는 사춘기 때 결정된다. 이때가 되면 소음순의 크기가 커지면서 그 고유의 모양을 갖추기 시작한다. 여성에 따라 사춘기 전보다 3~4배 정도 커지는 경우가 있다고 한다.

소음순의 색깔 또한 사춘기 때 결정이 된다. 원래, 어린 여성의 소음순 색깔은 다른 신체 부위의 피부색과 거의 비슷하다. 하지만 사춘기가 되면서 점차 고유의 색을 띠기 시작한다. 대체로 분홍, 빨강, 자주색을 띠는 경우가 많다.

✱소음순의 변형

소음순은 여성이 성을 경험하고 임신, 출산을 겪는 과정에서 변화를 겪게 된다. 이런 과정을 거치면 대체로 소음순이 거무튀튀하게 착색되거나 늘어지는 경우가 많다. 물론, 이는 어느 정도 자연스러운 결과이다.

반면 소음순은 인위적인 요인으로 인해 그 모습이 달라지기도 한다. 일찍부터 자위행위를 하거나 잦은 질염, 그곳에 난 상처가 덧나는 경우 등이 그 원인이 된다. 이 경우, 소음순이 짝짝이가 되거나 커지고 색도 보기 싫게 변한다. 질염으로 인한 변형은 때때로 회복이 불가능한 경우가 있으니 주의해야 한다.

✱이상적인 소음순

소음순은 여성에 따라 그 형태가 모두 다르다. 따라서 무엇이 정상이고 무엇이 비정상이라는 기준은 없다. 실제로, 적지 않은 여성들은 다소 비대칭인 소음순을 가지고 있다. 또한 미관상 보기 흉한 소음순을 가지고도 별 탈 없이 살아가는 여성들도 많다.

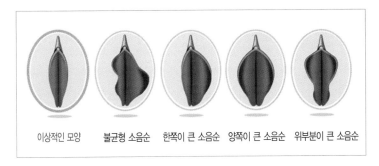

이상적인 모양　　불균형 소음순　　한쪽이 큰 소음순　　양쪽이 큰 소음순　　위부분이 큰 소음순

소음순의 여러 모습

이상적인 소음순은 다음의 조건을 갖추고 있어야 한다. 첫째, 소음순의 폭이 좁고 두껍지 않으며 탄력이 있어야 한다. 둘째, 대음순 중간에 알맞게 자리 잡아 그 모습이 외음부와 잘 어울려야 한다. 셋째, 색깔은 엷은 분홍빛이고 양쪽이 대칭이며 크기가 같아야 한다. 넷째, 질구를 완전히 막지 않아 질내 통기와 성기 삽입에 불편이 없어야 한다. 물론, 소음순 성형을 할 때도 이 기준을 참고로 한다.

원래 궁합은 여자와 남자의 사주가 서로 조화를 이루는지 살펴보는 일이다. 그 한자 또한 "집(?)의 두 입(몸)이 서로 합하여 일치(合)한다."는 뜻을 가진다. 흥미로운 건 다의어인 궁(宮)자에 '성기'의 뜻도 내포되어 있다는 점이다. 하긴, 섹스를 빼고 어떻게 여자와 남자를 논할 수 있겠는가.

소음순 성형

소음순은 여성의 두 번째 얼굴이다. 가장 바깥쪽에 위치해 있어 남의 눈에 가장 잘 뜨일 수밖에 없는 것이다. 더구나, 요즘은 오럴섹스가 상당히 보편화되어 있다. 이런 탓에 소음순이 예쁜 경우 성관계의 만족도가 높아지게 된다. 반면 소음순이 보기 흉한 여성들은 심각한 스트레스를 받곤 한다. 자의든 타의든 소음순이 배우자에게 노출될 경우가 많아지기 때문이다.

소음순은 여성의 노화와 함께 자연스럽게 늙어 간다. 색소 침착이 오고, 늘어지거나 커지는 등 부정적인 변화가 생기는 것이다. 또한 처음부터 문제가 있는 소음순을 가지고 태어나는 경우도 있다. 가볍게 생각하기 쉽지만 소음순의 문제는 여성의 성과 일상생활에 적지 않은 피해를 준다. 따라서 소음순으로 인해 삶의 질이 악화된다면 한 번쯤 소음순 성형을 고민해 볼 필요가 있다.

소음순이 예쁘면
섹스 만족도도 높아진다.

88

*소음순 성형이 필요한 경우

아래와 같은 일로 고민하는 여성이라면 소음순 성형을 고려해 볼 수 있다. 참고하기 바란다.

■ **소음순이 지나치게 비대하다.**

- 소음순의 한쪽 또는 양쪽이 밖으로 튀어나와 있거나 지나치게 두껍다.
- 청바지 등을 입을 때 밑이 쓸리고 땀이 차면 속옷에 스쳐서 쓰라리다.

■ **소음순의 좌우가 비대칭이다.**

- 소변 줄기의 방향이 제멋대로이다.
- 소변이 한쪽 다리로 흘러내린다.

■ **소음순으로 인한 위생 문제가 있다.**

- 소음순이 자주 가렵거나 냄새가 난다.
- 소변이나 질 분비물로 인해 질염이나 방광염에 자주 걸린다.

■ **소음순으로 인한 섹스 트러블이 있다.**

- 성관계를 할 때 소음순이 말려 들어가거나 손으로 열어 줘야 한다.
- 소음순이 질구와 요도를 덮고 있어 성적 쾌감을 느끼기가 어렵다.

■ **소음순으로 인해 심리적 스트레스를 느낀다.**

- 남들의 눈이 두려워서 목욕탕에 가기가 꺼려진다.
- 나이가 들면서 늘어지고 검게 착색된 소음순을 처녀 때로 되돌리고 싶다.

*수술 방법

소음순 성형은 선천적, 후천적으로 변형이 온 소음순을 이상적인 모습에 가깝도록 회복시키는 수술이다. 처음 병원에 들르면 영상진단기기를 이용해 소음순을 촬영하고, 그 사진을 보면서 수술 방법을 상담한다. 소음순의 상태에 따라 가장 알맞은 방법을 찾아 최선의 결과를 얻기 위해서다.

수술은 스프레이나 연고를 이용한 표면마취 후 이루어진다. 소음순 성형은 불편하고 위험한 수면마취나 전신마취가 필요 없을 만큼 비교적 간단한 수술이다. 레이저를 이용해 시술하기 때문에 수술 흔적도 거의 없고 부작용도 최소화할 수 있다.

소음순 성형에는 소음순의 상태에 따라 단순 절개법, 쐐기형 절개법, 피부 박리법 등이 사용된다. 수술을 할 때는 신경, 혈관 손상을 최소화하는 것이 관건이다. 그래야만 수술 후 부종이나 통증이 크지 않고 회복도 빠르다. 다만, 소음순에 심각한 변형이 있을 때는 단계적으로 2~3번 반복 수술을 하기도 한다.

저절로 녹는 미세 봉합사를 사용하기 때문에 나중에 실밥을 제거할 필요가 없다. 수술 뒤에는 영상진단기기를 이용해 소음순을 촬영해 달라진 소음순의 모습을 확인할 수 있다.

*수술 시간

약 40~50분 정도면 수술이 완료된다. 그 뒤 잠시 안정을 취한 후 귀가하면 된다. 퇴원 후에는 며칠간 다소 불편함이 따르지만 일상생활에는 지장이 없다.

✱수술 전 주의 사항

소음순 성형은 소음순의 상태에 따라 다양한 시술 기법이 활용된다. 따라서 충분한 상담을 통해 자신에게 알맞은 수술 방법을 찾는 일이 가장 중요하다. 이때 혹시 복용하는 약이 있다면 미리미리 의사에게 알리자.

수술을 하는 날 특별히 준비할 것은 없다. 평소대로 생활하다가 예약 시간 10분 전까지 병원에 오면 된다. 바지보다는 치마를 입고 오는 게 좀 더 편할 수 있다. 그리 힘들지 않은 수술이니 가급적 편안한 마음을 갖도록 노력하자.

✱수술 후 경과

- 약 _ 수술 후 며칠간 약을 복용하면 된다.
- 안정 _ 수술 뒤 바로 일상생활이 가능하다. 다만 여유가 있다면 일주일 정도 안정을 취하는 게 좋다.
- 청결 _ 수술 다음날부터 하루 1~2회가량 좌욕을 하면 도움이 된다.
- 분비물 _ 수술 뒤 상처부위에서 진물(분비물)이 나오고 또한 미세봉합사가 녹으면서 분비물이 있지만 회복과정에서 나타나는 자연스러운 현상이니 걱정하지 말자.
- 회복 _ 수술 뒤 2주 정도가 지나면 회복된다. 이때부터 성관계가 가능하다.
- 내원 _ 집이 멀거나 시간이 없는 경우에는 병원에 오지 않

도록 처방을 한다.

- 부작용 _ 소음순은 외부로 노출돼 있으므로 속옷에 스칠 때 쓰라린 느낌이 들 수 있으나 곧 좋아진다.

✽수술 후 기대 효과

- 자신감 _ 외관상 모양이 예뻐지고 자신감이 생긴다.
- 성관계 _ 성관계를 할 때 남성 성기에 말려 들어가지 않고 성감도 좋아져 섹스의 질이 높아진다.
- 위생 _ 질염, 방광염 등에 어느 정도 예방 효과가 있다. 땀과 분비물이 덜 차기 때문에 기분뿐 아니라 건강에도 좋다.
- 일상생활 _ 바지를 입었을 때의 불편함이 줄어든다.
- 용변 _ 편안하게 소변을 볼 수 있다.

여성은 우뇌와 좌뇌를 동시에 사용할 수 있다. 따라서 섹스를 할 때 여성에게는 음성이 아주 중요한 역할을 한다. 이를테면 전희를 할 때 여성은 남성의 속삭임에 매우 예민한 반응을 보인다. 또한 성관계를 할 때, 신음 소리의 99%는 여성의 입을 통해 나온다. 이 음성들은 자연스럽게 남성을 자극해 성적 만족도를 높이게 된다.

반면 남성은 무엇을 할 때 우뇌와 좌뇌의 어느 한쪽만을 사용하는 경향이 있다. 따라서 성관계를 할 때 남성에게 말을 걸어서는 안 된다. 이야기를 하는 순간 남성은 금세 흥이 깨지고 만다. 갑작스럽게 우뇌에서 좌뇌로 공간 이동을 해야 하기 때문이다.

남성은 한 번에 하나밖에는 할 수 없는 단세포 동물이다. 발기한 남성이 말을 잘 안 하고 잘 듣지도 못하고 운전을 할 수도 없는 것은 이 때문이다. 성행위를 할 때 남성은 우뇌를 사용하며, 이때의 뇌를 스캔해 보면 사실상 청력을 상실하는 것으로 나타난다.

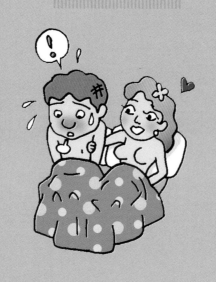

Chapter 4
남자가 더 좋아하는 이쁜이수술
– 속 좁은 여자가 더 행복하다

남자가 더 좋아하는 이(예)쁜이수술

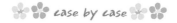

기억에 남는 환자

2008년 12월 말, 한 해가 저물어 가던 때였다. 어느 날, 경상도 억양을 쓰는 예쁘장한 여성 한 분이 병원을 찾았다. 그녀는 상담 내내 담담한 표정이었다. 아마, 이미 몇 번 전화로 문의를 했던 탓에 별다른 걱정을 하지 않는 듯했다. 다만, 울산에서 인천까지 먼 길을 달려온 까닭에 조금은 피곤한 얼굴이었다.

그녀는 남편과 심각한 섹스 트러블을 겪고 있었다. 첫 아이를 낳은 지 얼마 안 돼 남편은 그녀와의 잠자리를 회피하기 시작했다. 때로는 속궁합 문제로 인해 대판 싸움이 벌어지기도 했다. 그녀는 그런 남편이 원망스러웠다. 아이를 낳으면 몸이 변하기 마련인데 공연히 가정불화를 일으킨다고 생각했던 탓이다.

하지만 시간이 지나면서 상황은 점점 더 악화됐다. 남편은 점점 더 밖으로만 나돌았고, 그녀는 그녀대로 그런 남편을 애써 무시하려 했다. 오랜 시간, 섹스리스에 대화조차 없는 부부 관계가 이어졌다. 그러던 중 그녀는 자신에게 어떤 문제가 있는지 확인해 보겠다는 결심을 했다. 자신에 대한 남편의 처사를 도무지 이해할 수가 없었던 것이다.

그녀는 곧 남편에게 이 사실을 알렸다. 그러자 남편은 의외의 반응을 보였다. 언제든 병원 진료를 받아 보고 돈은 얼마라도 상관없으니 꼭 수술을 받으라는 거였다. 그녀는 다소 당황스러웠다. 그동안 자신을 무시하던 남편이 왜 그렇게 적극적으로 나오는지 그 이유를 알 수 없었던 탓이다.

진료 결과 그녀에게는 적잖은 문제가 있었다. 출산으로 인해 질(膣)의 질(質)이 상당히 떨어진 데다, 선천적으로 소음순까지 비대했던 것이다. 더구나, 늘어진 음핵표피가 음핵을

남편과 섹스 트러블이 있다면 이쁜이수술을 고려하라.

97

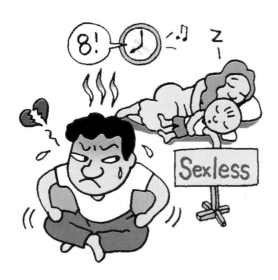

가리고 있어 그녀에게는 여성 불감증 증상까지 나타나고 있었다. 비로소 자신의 몸 상태를 알게 된 그녀는 알겠다는 듯 고개를 끄덕였다.

그날 그녀는 이쁜이수술과 함께 소음순 성형, 음핵표피 수술을 받았다. 수술 결과는 아주 만족스러웠고, 그녀는 1시간쯤 휴식을 취한 뒤 곧바로 집으로 돌아갈 수 있었다. 몇 달 뒤 그녀는 "수술을 정말 잘했다"면서 병원 게시판에 수술 후기를 남겼다.

그녀는 매우 행복해했다. 그녀는 수술 뒤 "자신보다 남편이 더 만족스러워하고, 이제 자신 있게 목욕탕에도 다닐 수 있게 되었다"고 했다. 나는 그 글을 읽고 커다란 자부심을 느꼈다. 부부관계의 걸림돌이 되었던 그녀의 몸을 부부간의 신뢰를 돈독히 하는 몸으로 거듭나게 했기 때문이다.

TIP 오르가슴의 이유

한때 여성의 오르가슴은 졸리게 하여 계속 누워 있게 만들고, 그리하여 정자가 다시 몸 밖으로 빠져나갈 가능성을 줄여 수정이 쉽게 이루어지도록 하는 역할을 한다고 생각되었다. 하지만 오르가슴의 기능이 여성을 계속 누워 있게 해서 역류를 줄이는 것이라면, 실제로 역류가 억제되었을 때 정자가 몸속에 더 많이 남아 있어야 한다.

하지만 이는 사실이 아님이 밝혀졌다. 역류가 얼마나 늦게 시작되는가와 체내에 남은 정자 수 사이에는 아무런 상관관계가 없었던 것이다. 여성들은 사정이 이루어진 지 30분이 지나기 전에 대략 35%의 정자를 배출한다. 반면 오르가슴을 경험했다면 정자의 70%를 체내에 그대로 둔 채 30%만 배출한다. 오르가슴을 경험하지 못했을 때 더 많은 정자를 배출하는 것이다.

이러한 연구 결과는 여성의 오르가슴이 질 속의 정자를 흡수해서 자궁경부와 자궁 안으로 끌어들여 수정 가능성을 높이는 기능을 한다는 이론과 맞아떨어진다.

여자 vs. 남자

여성의 몸과 남성의 몸 중 어느 쪽이 더 강할까? 이 질문에 대부분의 사람들은 여성보다 남성의 몸이 더 강하다고 대답할 것이다. 물론 이는 어느 정도는 맞는 말이다. 12살이 넘으면 여성은 남성보다 힘이 30%쯤 약하고, 10%쯤 가볍고, 7%쯤 키가 작다.

하지만 이는 단지 겉으로 드러나는 수치일 뿐이다. 여성은 남성보다 힘이 약하고, 가볍고, 키가 작지만 월등히 강한 저항력과 생명력을 지닌다. 예를 들어 보자. 여성은 남성보다 평균 5~6년 정도 오래 생존한다. 여성은 물과 음식이 없어도 남성보다 더 오래 버틸 수 있다. 여성은 남성보다 스트레스에 더 잘 견딘다. 오감을 차단한 상황에서도 여성은 남성보다 2~3배 정도 더 견딜 수 있다.

이뿐만이 아니다. 여성은 물건을 기억하는 능력 역시 뛰어나다. 여성은 남성보다 맛과 냄새를 더 정확하게 구별한다.

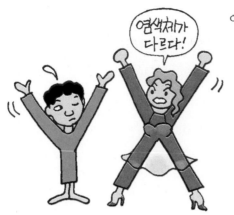

염색체가 다르다!

여성은 남성보다 높은 진동의 소리를 잘 듣고 피부 감촉에 예민하다. 여성은 남성보다 시력이 더 좋으며 냄새에도 더 민감하다. 여성은 언어 기능에서 남성보다 훨씬 더 뛰어나다. 이는 대뇌의 왼쪽 일부분만 사용하는 남성과 달리 여성은 오른쪽도 함께 사용하기 때문이다.

특히, 여성은 생물학적인 면에서도 남성보다 훨씬 더 우월하다. 그 비밀은 여성만의 성염색체인 X염색체에 숨어 있다. X염색체는 Y염색체에 비해 그 크기와 규모가 매우 월등하다. X염색체는 그 크기가 Y염색체에 비해 3배나 크다. 게다가, Y염색체가 20~30개의 유전자를 갖는 데 비해 X염색체는 3500~3600개의 유전자를 가진다.

여성의 X염색체는 Y염색체에 비해 질병에도 강하다. 더불어 X염색체는 유전적으로도 안정되어 있어 개체의 생존에 불리한 돌연변이가 일어날 확률이 Y염색체의 반밖에 안 된다. 또 X염색체가 생산하는 여성호르몬 에스트로겐은 Y염색체가 만들어내는 테스토스테론에 비해 폐암이나 간암, 대장암에 걸릴 확률이 훨씬 더 낮다.

이 때문일까? 출산 전 엄마의 뱃속에서는 남자아이가 여자아이보다 25% 정도 많이 죽는다고 한다. 출산 때도 남아의 사망률은 여아에 비해 54%나 높다. 생후 1년 안의 사망

률도 남아가 여아보다 27%가 더 높다.

　이처럼 여성의 몸이 남성의 몸보다 강한 것은 왜일까? 이는 여성이 남성보다 훨씬 자연스럽고 정교한 신체 시스템을 가지고 있기 때문이다. 여성의 몸이 생명을 잉태하고 길러내는 생산적인 몸임을 기억하자. 거의 모든 남성들은 지금까지도 힘만 세면 강하다고 생각한다. 하지만 그것은 오해다. 여성은 남성보다 훨씬 더 강하다.

TIP 정자의 달리기

　Y염색체를 가진 정자는 X염색체를 가진 정자보다 빠르다. 이는 Y염색체를 가진 정자가 유전 물질이 덜 함유된 탓에 더 가볍기 때문이다. 만일, 꼬리를 흔드는 힘이 같다면 당연히 가벼운 쪽이 보다 속도가 빠를 수밖에 없다.

　다만, 그렇다고 해서 남자아이가 더 많이 태어나는 것은 아니다. 정자가 수정란의 성을 결정하기는 하지만 수정이 일어날 때 성을 결정하는 요소는 단지 그것만이 아니기 때문이다.

　이를테면 Y염색체를 가진 정자가 난관에 더 먼저 도착한다 해도 난자가 준비되어 있지 않으면 곧 죽고 만다. 다시 말해, Y염색체를 가진 정자는 성관계를 할 때 배란이 있어야만 수정이 된다. 하지만 이 경우가 아니라면 대개는 X염색체를 가진 정자가 수정에 성공한다.

여자라서 행복해요

남성은 성적 자극에 대해 거의 즉각적인 반응을 보인다. 흔히, 남성은 야한 것을 보거나 생각하는 순간 자신도 모르게 흥분하고 만다. 이는 남성이 매우 충동적이고 직접적인 성적 본능을 지니고 있기 때문이다. 반면 여성은 남성과 달리 심미적이고 완만한 성적 본능을 지닌다. 이런 이유로 여성은 감정적으로 애착을 가지고 있는 특정한 이성에게만 성적 충동을 느끼는 경우가 많다. 이로 인해, 대부분의 사람들은 남성의 성적 능력이 여성보다 더 우월하다고 생각한다. 하지만 이는 정말 심각한 오해이다. 여성의 성적 능력은 남성과 비교가 안 될 만큼 매우 뛰어나기 때문이다. 사실 남성의 성적 능력은 제한도 많고 스스로 통제할 수 있는 성질의 것이 아니다. 반면 여성의 성적 능력은 상대적으로 무한하며 그때그때의 상황에 따라 얼마든지 조절이 가능하다.

남성의 발기는 자동적인 것이다. 남성은 정낭에 정액이 가득 차면 곧 성적 충동을 느끼고, 이것이 뇌에 전달되면 저절로 발기하게 된다. 즉, 남성의 발기는 자신의 의지뿐만 아니라 정액을 배출하려는 생물학적 요청에 의해서도 일어난다. 이는 곧 남성이 의식적으로 발기를 조절하는데 한계가 있다는 의미이다.

따라서 남성은 몇 가지 딜레마에 빠질 수밖에 없다. 이를테면 남성은 누구나 무반응기라는 것을 겪는다. 한 번 사정한 경우 남성은 한동안 어떤 성적 자극에도 고개를 들 수 없

여성의 성적 능력은 무한하며
상황에 따라 얼마든지
조절 가능하다.

다. 또한 많은 남성들은 심인성 요인에 의한 발기부전을 겪는다. 심한 심리적 압박을 받거나 시스템에 문제가 생기면 아무리 해도 발기가 안 되는 진퇴양난에 빠지는 것이다.

더구나 남성이 의식적으로 조절할 수 없는 건 발기뿐만이 아니다. 사람들은 사정을 의식적으로 조절할 수 있다고 생각한다. 하지만 그건 매우 제한적이다. 그렇지 않다면 왜 수많은 남성들이 조루로 고민하겠는가. 조루를 극복하기 위해서는 매우 지난한 과정을 거쳐야 하다. 매일같이 계속되는 반복 훈련을 오랜 시간 지속해야 겨우 기대한 효과를 볼 수 있기 때문이다. 사실 남성들이 정력에 목숨을 거는 것은 바로 이 때문이다. 도무지 통제할 수 없는 걸 강화시키려니 약이나 비법에 의존할 수밖에 없는 것이다. 반면, 여성의 성적 능력은 이렇게 약한 남성과는 비교가 되지 않을 만큼 강하다. 미국의 성의학자인 마스터스와 존슨의 《인간의 성반응》(1966)에는 수없이 많은 오르가슴을 느낀 여자의 이야기가 나온다. 그들의 실험에 참여한 한 여자는 남편과의 섹스에서 6~12번이나 오르가슴을 느꼈다. 그리고 곧바로 자위를 통해 25번, 딜도(dildo)를 이용해 21번 등 모두 46번 더 오르가슴을 경험했다. 이는 남자와 달리 여자에게는 무반응기라는 게 없기 때문이다.

한편 2002년에 폴란드에서 열린 '에로티콘 2002'라는 어덜트 페스티벌에서는 갱뱅(gangbang)장르의 신기록이 세워지기도 했다. 갱뱅이라는 말은 '최다 인원과 연달아 섹스하기' 정도의 뜻을 가진 포르노 전문 용어이다. 이 행사에서는 클라우디아라는 폴란드 포르노 배우는 오전 10시부터 오후 5시 58분까지 모두 646명의 남성과 성관계를 맺는 진기록을 작성했다. 다소 외설적인 부분도 있지만, 이는 여성의 성적 능력이 어디까지인가 하는 하나의 단서가 된다. 하지만 다행히도 여성들의 성적 욕망은 어디로 튈지 모르는 남성들과는 매우 다르다. 섹스가 사랑보다 중요한 남성과 달리 여성은 섹스보다 사랑이 더 중요한 존재이기 때문이다. 만일, 여성들이 남성들과 비슷한 성적 충동을 지닌다면 이 세상의 남자들은 매우 불행한 하루하루를 보내게 될 것이 분명하다. 프랑스 문학가인 파스칼 키냐르는 남성의 성행위를 '성기가 질 속으로 사라졌다가 수축되어 나오는 것'으로 정의했다. 이는 비록 태연한 척해도 남성은 사실 여성 앞에서 항상 불안에 떠는 존재라는 의미이다. 남성과 여성의 성적 능력을 살펴보면 이는 더욱더 확연해진다. 이를 통해 세상의 모든 여성들이 자신들의 능력을 깨닫고 성 앞에 좀 더 당당해졌으면 하는 바람이다.

TIP 섹스에 대한 생각

20~30대의 젊은 남자들은 평균 52초에 한 번씩 섹스를 떠올린다고 한다. 하지만 나이가 드는 것은 어쩔 수 없는 모양이다. 중년 남자들은 평균 30분에 한 번씩 섹스를 떠올린다고 한다. 다행일까, 불행일까? 여성들은 단지 하루에 한 번 정도만 섹스에 대해 생각한다.

체크리스트_여성 성기능 지수(FSFI)

여성성기능지수(FSFI) 자가진단체크리스트는 미국 뉴저지 주립 러커스대 비뇨기과 로센박사가 20~73세 여성 269명을 대상으로 한 연구 결과를 토대로 만들었다. 이를 통해 자신의 성기능 지수를 확인해 보자.

〈1, 2번 항목은 '예'가 1점, '아니오'가 5점이며 4, 6, 9, 10, 12, 13, 14번 항목은 세부 항목마다 보기 가운데 하나를 고른다. 나머지 항목은 해당 보기의 숫자가 점수. 총 점수를 합쳐 150점 이상인 여성은 성기능 장애일 가능성이 있으므로 전문의에게 정확한 진단을 받는 것이 좋다. 5~100점은 성생활에 만족, 101~149점은 보통.〉

1. 현재 성적 배우자가 있습니까?

    ① 예   ② 아니오

2. 지난 한 달 동안 성생활을 했습니까?
    ① 예   ② 아니오

3. 지난 한 달 동안 얼마나 자주 성생활에 대한 욕구를 느꼈습니까?
    ① 매일 한 번 이상
    ② 매일 한 번 정도
    ③ 한 주에 두세 번 정도
    ④ 한 주에 한 번 정도
    ⑤ 한 번
    ⑥ 전혀 느끼지 않았다

4. 지난 한 달 동안 다음 성적 경험을 했을 때 얼마나 자주 성적 자극이 됐습니까?

(1) 키스 (　　)

(2) 성적인 환상이나 꿈 (　　)

(3) 자위행위 (　　)

(4) 애무와 전희 (　　)

(5) 성교 (　　)

　① 거의 항상 자극됐다

　② 75% 정도 자극됐다

　③ 50% 정도 자극됐다

　④ 25% 정도 자극됐다

　⑤ 전혀 자극되지 않았다

　⑥ 성적인 경험이 전혀 없었다

5. 지난 한 달 동안 성생활을 했을 때 배우자와 성행위에 대해 얼마나 자주 불만 또는 거부감을 느꼈습니까?

　① 전혀 느끼지 못했다

　② 25% 정도

　③ 50% 정도

　④ 75% 정도

　⑤ 거의 항상

6. 지난 한 달 동안 다음 성적 경험은 얼마나 자주 했습니까?

(1) 키스 (　　)

(2) 성적인 환상이나 꿈 (　　)

(3) 자위행위 (　　)

(4) 애무와 전희 (　　)

(5) 성교 (　　)

① 매일 한 번 이상
② 매일 한 번 정도
③ 한 주에 두세 번
④ 한 주에 한 번 정도
⑤ 두세 번
⑥ 한 번
⑦ 전혀 하지 않았다

7. 지난 한 달 동안 성행위를 할 때 보통 누가 먼저 시도했습니까?
① 배우자가 먼저 시도했다
② 배우자와 자신이 동시에 시도했다
③ 자신이 먼저 시도했다
④ 배우자와 성적 접촉이 없었다

8. 지난 한 달 동안 배우자가 성행위를 요구할 때 당신은 보통 어떻게 반응했습니까?
① 항상 만족감을 갖고 받아들였다
② 보통 만족감을 갖고 받아들였다
③ 받아들였지만 항상 만족감을 느끼진 않았다
④ 내키지는 않았지만 거부하지 않았다
⑤ 가끔 거부했다
⑥ 대부분 거부했다
⑦ 지난 한 달 동안 성적 접촉이 없었다

9. 지난 한달 동안 배우자와 성생활에 대해 어느 정도 만족감을 느끼셨습니까?
① 거의 항상   ② 75% 정도   ③ 50% 정도
④ 25% 정도   ⑤ 어떤 만족감도 느끼지 못했다
⑥ 지난 한 달 동안 성적 접촉이 없었다

10. 지난 한 달 동안 다음 성적 경험을 했을 때 얼마나 자주 오르가슴을 느꼈습니까?

(1) 성적인 환상이나 꿈 (　　)

(2) 자위 행위 (　　)

(3) 애무와 전희 (　　)

(4) 성교 (　　)

　　① 거의 항상

　　② 75% 정도

　　③ 50% 정도

　　④ 25%

　　⑤ 전혀 느끼지 않았다

　　⑥ 성적 경험이 없었다

11. 지난 한 달 동안 배우자와 성생활의 빈도는 어느 정도였습니까?

　　① 원하는 횟수 이상

　　② 원하는 횟수만큼

　　③ 원하는 횟수 이하

　　④ 성생활이 없었다

12. 지난 한 달 동안 다음 항목 중 이전에 비해 어느 정도 변화가 있었는지에 대해 표시하십시오.

(1) 성적인 관심 (　　)

(2) 성적인 자극 (　　)

(3) 성적인 행위 (　　)

(4) 성적인 만족 (　　)

　　① 매우 높아짐

　　② 높아짐

　　③ 변화가 없음

　　④ 낮아짐　　　　⑤ 매우 낮아짐

13. 지난 한 달 동안 다음 항목을 얼마나 자주 경험했습니까?

(1) 성교 후 출혈 또는 통증 (　　)

(2) 질액 부족 (　　)

(3) 성교 시 통증 (　　)

(4) 오르가슴 도달에 어려움 (　　)

(5) 질 압박감 (　　)

(6) 요실금 (　　)

(7) 성교 후 두통(　)

(8) 질 감염 (　　)

　① 전혀 없음

　② 25% 정도

　③ 50% 정도

　④ 75% 정도

　⑤ 항상 경험

14. 지난 한 달 동안 다음 항목이 성생활에 어느 정도 영향을 주었습니까?

(1) 자신의 건강 문제 (　　)

(2) 배우자의 건강 문제 (　　)

(3) 서로 간 갈등 (　　)

(4) 사생활의 결여 (　　)

　① 전혀 영향을 주지 않음

　② 25% 정도

　③ 50% 정도

　④ 75% 정도

　⑤ 거의 항상 영향을 줌

15. 당신의 외모에 대해 어느 정도 만족하십니까?
    ① 매우 만족
    ② 만족
    ③ 보통
    ④ 불만족
    ⑤ 매우 불만족

16. 지난 한 달 동안 성적 욕구나 관심에 대해 배우자와 얼마나 자주 얘기할 수 있었습니까?
    ① 항상 얘기함
    ② 75% 정도 얘기함
    ③ 50% 정도 얘기함
    ④ 25% 정도 얘기함
    ⑤ 얘기하지 못함

17. 배우자와 성생활에 대해 어느 정도 만족하십니까?
    ① 매우 만족
    ② 만족
    ③ 보통
    ④ 불만족
    ⑤ 매우 불만족

18. 배우자가 당신과의 성생활에 대해 어느 정도 만족하고 있다고 생각합니까?
    ① 매우 만족
    ② 만족
    ③ 보통
    ④ 불만족
    ⑤ 매우 불만족

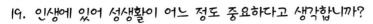

19. 인생에 있어 성생활이 어느 정도 중요하다고 생각합니까?

　① 매우 중요

　② 중요

　③ 보통

　④ 중요하지 않다

　⑤ 전혀 중요하지 않다

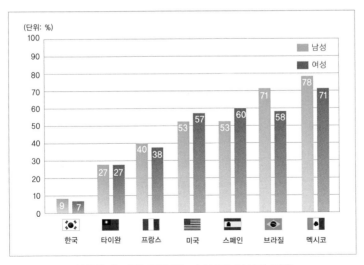

성생활에 매우 만족하는 남성과 여성의 비율

모유를 수유하면 그러지 않은 경우보다 임신할 가능성이 훨씬 줄어든다. 모유가 풍부하게 잘 나오는 사람의 경우 수유 호르몬의 영향으로 생리가 지연되기 때문이다. 하지만 그렇다고 해서 임신이 안 된다고 장담할 수는 없다. 비록 생리가 없다고 해도 출산 후 첫 배란에서 임신이 될 가능성이 있으므로 가급적 피임을 하는 편이 좋다.

한편 수유를 멈추면 대개 보름에서 한 달 사이에 배란이 시작되고 생리를 하게 된다. 하지만 시간이 더 지나서 생리를 하는 산모도 있으므로 생리가 없다고 안심할 일은 아니다.

여성의 몸을 지키는 파수꾼, 질

* 질은?

질은 여성의 성적 특성을 가장 잘 표현하는 외성기이다. 질은 신축성이 좋은 근육 조직으로 되어 있으며 길이는 대략 10cm 내외이다. 대개 질은 직경이 2.5cm쯤 된다. 질은 성행위나 출산을 할 때를 제외하고는 늘 닫혀 있다.

여성의 질은 성적 쾌감을 느끼면 질구가 축축해지고 늘어나게 된다. 또한 이때 마치 주름 스커트처럼 질벽이 직경 5~8cm까지 넓어진다. 이는 남성의 성기를 보다 깊이 받아들여 자궁경부 부근에 가능한 한 정자를 많이 모아 두기 위함이다.

또한 질은 출산을 앞두고는 더 큰 유연성을 발휘한다. 아기가 몸 밖으로 빠져나올 수 있도록 직경이 거의 15cm까지 늘어나는 것이다. 하지만 출산 후 6주 후면 질의 직경은 거의 처음의 상태에 가깝게 수축된다.

✱질의 역할

질은 성행위가 일어나는 장소이자 아이가 나오는 산도이다. 또한 질은 여성의 몸을 지키는 파수꾼이기도 하다. 여성의 질 속에는 15가지나 되는 유익한 세균들이 거주한다. 이들은 질 속을 일정한 산도(pH 4.0)로 유지시켜 해로운 균이 여성의 몸속에 들어올 수 없도록 한다. 더불어, 질은 뛰어난 자정 작용을 통해 자궁의 생태계를 유지시킨다. 질은 정액을 자연스럽게 밖으로 배출시킬 만큼 정화 능력이 뛰어나다.

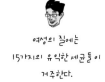

여성의 질에는
15가지의 유익한 세균들이
거주한다.

113

✱질액

여성이 성적으로 흥분하면 질벽은 매우 뜨겁게 달아오른다. 이때 질액이 분비되는 것이다. 하지만 질액의 양은 여성마다 차이가 있다. 질액이 풍부해 흠뻑 젖는 여성이 있는가 하면 조금 촉촉해지고는 그만인 여성도 있다. 물론, 둘 다 정상이니 걱정할 필요는 없다.

✱질의 건강

성적 쾌감을 많이 느낄수록 성기능적인 측면에서 질은 건강해진다. 따라서 성행위를 하든 자위를 하든 가능하면 질에 자주 자극을 주는 편이 좋다. 질은 사랑의 근육조직으로 이루어져 있다. 건드릴수록 탄력과 유연성이 키워지고, 질벽이 촉촉해질수록 질염이 생길 가능성이 줄어든다.

*질의 변화

처녀 때의 질은 질 안에 주름도 많고 처녀막으로 인해 질구가 작은 항아리 모양을 하고 있다. 하지만 세월이 지날수록 여성의 질은 점차 그 탄력성을 잃게 된다. 그러면서 질의 주름도 점차 밋밋해져 간다.

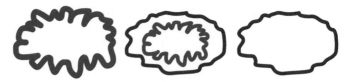

질의 변화 〈부부생활이 길면 오른쪽 모양으로 질이 변함〉

특히 아이를 낳은 뒤에는 질의 수축력이 기준 이하로 떨어지는 경우가 많다. 출산을 경험하면서 골반신경이 일시적으로 손상되고 방광과 요도, 회음부의 수축을 담당하는 항문거근이 약화되기 때문이다. 당연히, 질과 질구의 크기가 커지고 이완될 수밖에 없다. 질이 늘어나는 정도는 사람마다 다르다.

_질의 형성: 사람의 성별은 수정이 되는 순간 결정된다. 하지만 태아는 원시적인 형태의 남녀 생식기를 모두 가지고 있다. 아이에게 성별에 따른 특징이 나타나는 것은 임신 9주째부터이다. Y염색체가 없는 여자아이는 이 시기에 남성 생식기가 퇴화한다. 또한 여성 호르몬의 작용에 따라 난소, 자궁, 수란관, 질과 같은 여성 생식기를 갖게 된다. 이런 과정을 거쳐 여자의 질은 임신 20주경에 형성되기 시작한다.

질 입구의 1인치 부분은 성적 쾌감에 가장 민감한 곳이다.

- 민감한 곳 : 질 입구의 1인치 부분은 성적 쾌감에 가장 민감한 곳이다. 신경이 가장 많이 몰려 있는 곳이기 때문이다. 한편, 질 안의 2/3 부분도 그럭저럭 쓸 만한 성감대이다. 하지만 뒤로 갈수록 감각은 둔해진다.

- 지나치게 큰 남성을 만났을 때 : 남성의 성기가 지나치게 커서 자궁경부까지 건드릴 지경이라면 여성은 적지 않은 고통을 느끼게 된다. 만일 그런 남성을 만난다면 그때는 여성 상위를 취해 여성이 삽입 정도를 조정할 수 있다.

- 분비물 : 여성의 질에서는 배란기에 매일 티스푼 2개 정도의 분비물이 배출된다. 반면 평상시에는 매일 약 1/2티스푼 분량의 분비물이 배출된다.

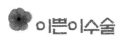 이쁜이수술

여성의 질은 성경험, 임신, 노화 등의 이유로 점차 처음의 모습을 상실하게 된다. 이때 여성에게는 두 가지 문제가 발

115

생활 수 있다. 하나는 질이 아래로 처지고 늘어져서 외관상 보기 싫게 되는 일이다. 이때 대부분의 여성들은 여성으로서의 매력을 잃고 말았다는 자괴심에 빠지게 된다.

다른 하나는 섹스 트러블을 경험하는 일이다. 질의 문제는 남성의 성감을 크게 저하시키고 이는 성관계 자체에 대한 흥미를 잃게 만드는 요인이 된다. 이로 인해 부부관계가 소원해지고 심지어 가정불화로까지 이어지는 경우도 적지 않을 정도다.

물론 질 이완은 여성에게 나타나는 자연스러운 현상이다. 하지만 질 이완이 원인이 돼 심리적인 고통을 겪거나 남편과의 사이에 문제가 있는 사람이라면 수술을 고려해 보는 것이 좋다. 여성과 남성 모두의 성적 쾌감을 높여 주는 이쁜이수술을 통해 부부생활에 활력을 얻을 수 있기 때문이다.

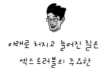

아래로 처지고 늘어진 질은 섹스 트러블의 주요한 원인이다.

*수술 방법

이쁜이수술은 이완된 질을 입구로부터 안쪽까지 좁혀주어 그 탄력성을 회복하도록 하는 수술이다. 처음 병원에 들르면 먼저 영상진단기기를 이용해 질의 현재 상태와 질압을 체크한다. 물론 이는 질의 상태를 점검하고 상담을 통해 가장 알맞은 수술 방법을 찾기 위해서다.

이쁜이수술은 병원이나 의사마다 그 기법이나 효과에 있어 차이가 많은 수술이다. 만일 질구만 좁혀주고 그 안쪽은 그대로 놔둔다면 수술 효과가 크게 떨어질 수밖에 없다. 굳이 이 말을 하는 건, 과거의 수술에 문제가 있어 불필요하게 재수술을 받는 여성들을 종종 만나게 되기 때문이다.

이쁜이수술은 질구로부터 안쪽까지 일관되게 골고루 줄여주고 질벽에 빨래판 모양의 주름을 만드는 방식으로 시술돼야 한다. 그럴 때, 여성과 남성 모두의 성적 쾌감이 극대화될 수 있기 때문이다. 또한 이 수술을 할 때는 질의 괄약근을 잘 당겨 묶어주고 주변 근막을 고르고 정확히 교정해 주어야 한다. 그래야만 질 수축력 향상과 함께 직장탈출이나 방광탈출, 요실금 증상이 상당 부분 호전되기 때문이다.

이쁜이수술에는 레이저를 이용한 섬세하고 독창적인 수술 기법이 사용된다. 이는 통증이나 출혈, 부종을 최소화시켜 보다 빨리 회복할 수 있게 하기 위함이다. 또한 저절로 녹는 특수 봉합사를 사용하므로 나중에 실밥을 제거하기 위해 다시 병원에 들를 필요가 없다.

✱수술 시기

이쁜이수술은 보통 출산을 모두 마친 뒤에 하는 것이 좋다고 알려져 있지만 이는 엄밀히 말해서 옳지 않다. 부부생활의 트러블 때문이든지 혹은 외관상 달라진 모양으로 자신감의 상실 때문이든지 수술을 원하는 이유는 개인마다 다양하기 때문이다. 또한 요즘에는 독신생활을 즐기는 여성도 많고 만족스러운 성생활을 추구하는 미혼여성도 많아졌다. 그리고 과거와 달리 늦은 결혼, 늦은 출산과 함께 출산 횟수도 많지 않고 아이들 터울도 긴 경우가 많다.

아울러 요즘에는 의료장비의 발전과 함께 수술기법이 하

루가 다르게 발전하기 때문에 개인의 출산상황이 이쁜이수술 시기를 결정하는 경우는 거의 없다. 만일 출산 후에 수술을 고려한다면 출산 후 산욕기가 지난 뒤 질, 골반, 회음부 등이 임신 전 상태로 완전히 회복된 다음에 하는 것이 효과가 좋다

즉, 출산 후 2~3개월이 지나서 편한 시기에 수술을 하는 게 좋다. 그리고 생리 양이 많은 시기만 아니면 아무 때나 수술이 가능하지만 생리 직전보다는 생리 후가 더 좋은 시기이다.

✱수술 시간

간단한 국소 마취 후 1시간 정도면 수술이 끝난다. 수술 뒤에는 잠시 안정을 취하다가 귀가하면 된다.

✱수술 전 주의 사항

자신이 수술을 하고자 하는 목적과 수술 후 얻고자 하는 기대효과 등을 명확히 말하는 게 좋다. 그리고 또한 자신이 원하는 질의 크기를 미리 결정해 두자. 이때 남성의 성기 크기와 나이, 강직도 그리고 남성성기의 확대수술이나 보형물 여부 등을 고려해야 한다. 만일 지나치게 작게 만든다면 성관계를 할 때 통증이 따르게 된다. 더불어 폐경기 이후에는 질이 위축되므로 성관계 자체가 매우 힘들어질 위험성도 있다.

또한 과거에 이쁜이수술을 받은 적이 있다면 의사에게 알

리도록 하자.

한편 이쁜이수술을 할 때는 동반 수술 여부를 미리 결정해 두는 편이 좋다. 여러 가지 수술을 함께 받으면 비용도 절약하고 결과도 더 만족스러운 일석이조의 효과를 얻을 수 있다.

✱수술 뒤의 경과

- 약 _ 수술 후 며칠간 약을 복용해야 한다.
- 청결 _ 수술 다음날부터 하루 1~2회가량 좌욕을 하면 도움이 된다.
- 성관계 _ 수술 6~8주 후부터 가능하다. 자신감을 갖고 적극적으로 배우자를 리드해 보면 어떨까.
- 골반근육운동 _ 수술 후 골반근육운동 프로그램을 병행하면 더욱 만족스러운 결과를 얻을 수 있다.
- 내원 _ 약 1~2회가량 내원하여 치료를 받도록 한다.
- 부작용 _ 수술 후 얼마 동안 뻐근함이 느껴질 것이다. 또한 질이 충혈되거나 분비물이 나올 수가 있다. 회복 과정에서 생기는 정상적인 증상이니 걱정하지 말자. 처음 성관계를 할 때, 삽입이 원활하게 잘 안 되거나 성교통, 그리고 약간의 출혈이 있을 수도 있다. 이는 질구부터 질 안쪽까지 촘촘하게 축소가 되어 나타나는 증상이며 곧 좋아진다.

*수술의 효과

• 자신감 _ 처지고 늘어진 질이 복원됨으로써 외관상 자신
감을 갖게 된다.

• 성적 만족감 _ 질의 문제로 인해 잃어버렸던 성적 만족
감을 회복하게 된다. 특히 남편의 성적 만족감이 극대화
된다. 이로 인해 여성으로서의 자신감을 되찾아 마치 신
혼 시절로 되돌아간 듯한 행복감을 느끼게 된다.

• 위생 _ 질의 성감이 떨어지면 남성은 성행위를 할 때 더
많은 자극을 얻는 체위를 선호하게 된다. 이 때문에 남
성의 성기가 자궁경부를 지속적으로 자극하면 만성적인
경부염이 생길 수 있다. 이쁜이수술 후에는 질에 탄력이
생기고 깊어지기 때문에 이를 예방할 수 있다. 또한 질
염이나 방광염 등에도 어느 정도 예방 효과가 있다.

여성도 남성처럼 멋지거나 잘생긴 남자를 자주 훔쳐본다. 다만, 여성이 들키는 일은 좀처럼 일어나지 않는다. 이는 여성의 시야각이 남성보다 훨씬 넓기 때문이다. 오래 전부터 둥지를 지켜 온 여성은 좌우 180도, 상하 최소 45도 범위의 시야각을 자랑한다.

또한 여성의 망막에는 남성보다 훨씬 많은 수의 원추 세포가 분포한다. 여성이 남성보다 훨씬 더 많은 수의 색깔을 구별할 수 있는 것이다.

남성은 본능적으로 섹시한 여성에게 눈을 돌린다. 하지만 그런 모습은 거의 100% 들통이 나고 만다. 이는 남성이 여성보다 안구가 더 큰 탓이다. 게다가 남성은 두뇌 구조상 먼 거리를 더 잘 볼 수 있는 터널 시야를 가지고 있다.

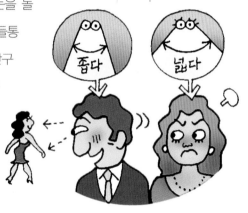

쉽게 망원경을 생각하면 된다. 남성은 시야의 폭이 좁은 대신 멀리 떨어져 있는 물체를 더 잘 볼 수 있다.

〈남자는 여자보다 시야각이 좁다〉

이는 남성이 고대로부터 짐승을 사냥하는 임무를 맡은 것과도 무관하지 않다. 이런 탓에 남성은 여성을 훔쳐볼 때 반드시 고개를 돌리게 되어 있다. 남성이 한눈을 팔 때마다 매번 여성에게 탄로가 날 수밖에 없는 이유다.

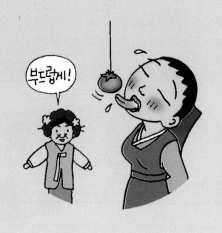

Chapter 5
불감증 여성을 위한 음핵표피 제거술
– 깨어나는 여성, 사랑받는 아내

불감증 여성을 위한 음핵표(포)피 제거술

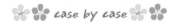

기억에 남는 편지

안녕하세요?

지난 가을에 음핵표피수술, 양귀비수술, 이쁜이수술을 함께 받은 잠실 사는 이윤미(가명)입니다..

문제는 쌍둥이를 낳고부터 시작된 것 같아요.

아이 둘을 한꺼번에 얻고 나서 거의 1년 반 넘게 남편과 거의 부부관계를 하지 않았어요.

그전에는 전혀 문제가 없었는데 이상하게도 그 다음부터 그렇게 되더라고요. 아마도, 자연분만의 후유증과 생각보다 힘든 육아로 인해 불화가 싹텄던 듯해요. 아이를 낳고 나서 6개월쯤 후, 남편과 우연히 관계를 했는데…

저 스스로 느끼기에도 너무나 헐거워졌다는 느낌, 아니 속이 텅

비었다는 느낌이랄까요···. 더구나, 남편은 사정조
차 하지 못했어요.

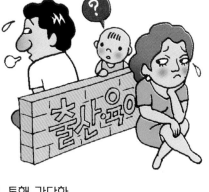

1년 동안 딱 세 번 관계를 했는데 모두 실패하
고 말았지요.

참 기분이 씁쓸하더군요, 마음도 허전하고···

그 뒤론 항상 풀죽은 얼굴을 하고 지냈어요. 그
러던 어느 날, 저는 어느 스포츠신문에서 눈이 번
쩍 뜨이는 기사를 봤답니다. 여성의 성기능을 수술을 통해 간단하
게 회복할 수 있다는 글이었죠.

그 글을 읽고 저는 부랴부랴 인천까지 달려가 상담을 하고 바로
수술을 받았어요.

지금 생각해 보면 제가 어떻게 그런 용기를 냈는지 의아해요. ㅎ
ㅎ

처음엔 남편과 관계를 맺을 때 수술한 곳이 조금 아프기도 했어
요. 하지만 시간이 지날수록 괜찮아지더니 지금은 너무나 쌩쌩합니
다. 남편도 수술 뒤 부부관계에 너무나 만족하는 눈치예요.

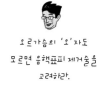

저 또한 한 번도 경험하지 못했던 오르가슴을 자주 느끼게 됐고요.

부부관계가 이렇게까지 가정을 화목하게 하는지 처음 알았네요.

원장님의 편안한 말투와 인상이 지금까지도 눈에 선하답니다.

항상 건강하시고, 저처럼 고민하는 여성들에게 많은 도움을 주시
기 바랍니다.

안녕히.

오르가슴의 '오'자도
모르면 음핵표피 제거술을
고려하라.

2009. 1. 17. 잠실에서

중세 기독교 시대에 클리토리스(음핵)는 '음란한 기관', '악마의 젖꼭지'라 불리는 저주의 대상이었다. 이런 탓에 때때로 클리토리스는 마녀의 증거로 여겨지기도 했다. 당시의 사람들이 마녀는 기르는 동물에게 젖을 물리며, 따라서 마녀에게는 젖가슴이 두 개가 넘는다고 믿었던 탓이었다.

마녀 사냥꾼들은 또 다른 가슴을 찾아내기 위해 마녀로 의심되는 여성의 몸을 은밀한 곳까지 샅샅이 뒤졌다. 만일 몸에서 큰 사마귀가 발견되거나 클리토리스가 조금이라도 큰 여성은 곧바로 마녀로 간주되었다. 이때 클리토리스로 인해 화형을 당해 죽어간 여성들은 마녀로 희생된 여성의 40%에 이르렀다고 한다.

《카마수트라》와 여성의 쾌락

《카마수트라(Kama Sutra)》는 세계에서 가장 오래된 성 관련 고전이다. 원래 이 책은 바라문의 성현들에 의해 약 3~4세기에 걸쳐 성립되어 기원전 6세기에 편찬된 경전이다. 그 뒤 기원후 4세기에는 궁정 시인이었던 바차야나가 학자 12명의 성애학 경전을 수립하여 이를 완성했다.

흔히 사람들은 《카마수트라》를 성 관련 지침서로 이해하곤 한다. 이는 이 책이 '남녀의 성교', '처녀의 몸가짐', '아내의 도리', '혼외정사', '유부녀와의 관계', '사랑의 비법' 같은 주제를 다루기 때문이다. 특히 그 안에는 150여 개 항목이나 되는 성행위의 비법과 애무법 및 다종다양한 체위 등이 포함되어 있다.

하지만 《카마수트라》는 단지 성에 대한 정보만을 담은 책이 아니다. 이 책은 성에 대한 폭넓은 정보뿐 아니라 인생의 처세까지를 다루는 고전이다. 고대 인도인들은 인생의 세 가지 목적을 다르마(dharma, 法, 종교적 의무), 아르타(artha, 利, 처세의 길), 카마(kama, 愛, 성애의 길)에서 찾았다. 따라서 성애의 학문이란 뜻을 가진 《카마수트라》는 곧 성을 통해 진리에 이르는 것을 목적으로 한다.

사실 《카마수트라》의 탄생은 인도인들이 성을 창조적 생명력으로 이해하는 것과 무관하지 않다. 이를테면 힌두교에서는 관능미를 통해 성(聖)스러운 영적 세계에 도달할 수 있다고 믿는다. 또한 세계 유산에 등재돼 있는 인도의 순례지 카주라호에서는 신전을 둘러싸고 있는 마투나라는 남녀교합상을 쉽게 발견할 수 있다. 신성한 사원에 적나라한 성행위의 모습을 조각할 만큼 인도인들에 있어 성은 종교적 카타르시스에 이르는 한 방법이었던 것이다.

이런 《카마수트라》는 흥미롭게도 여성의 성적 쾌락에도 커다란 관심을 기울인다. 이 책은 여성을 오르가슴으로 이끌 때 남녀의 사랑이 완성된다고 주장한다. 더불어, 여성의 심리와 생리 상태를 묘사하는 데 많은 부분을 할애하고 있다. 이는 다른 고전들과 마찬가지로 《카마수트라》 역시 남성 중심의 성애서일 거라는 우리의 선입견을 무색하게 만드는 일이다.

실제로, 《카마수트라》의 많은 부분은 여성에 대한 배려의

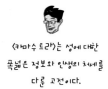

《카마수트라》는 성에 대한 폭넓은 정보와 인생의 처세를 다룬 고전이다.

내용으로 채워지고 있다. 예를 들면 이 책에는 다음과 같은 언급들이 등장한다.

"붉은 연꽃, 푸른 연꽃, 나가케라사(모든 종류의 향기가 있는 화초를 일컬음) 등의 꽃을 건조시켜 분말로 만든 후 꿀과 유제품을 섞어서 마시면 여인의 매력이 증진된다(제1장 '개설')."

"신랑은 첫날밤을 맞아 결코 초조해해서는 안 된다. 꽃과 같이 우아하고 부드럽게 접해야 한다. 신랑과 아직 친숙해지지 않은 상태에서 난폭하게 다룬다면 신부가 성교를 꺼리게 될 것이다. … 그녀와의 사이가 한층 부드러워졌다면 그녀를 천천히 가볍고 부드럽게 애무하라. … 애무를 하면서 그녀에게 사랑이 담긴 말을 하라. 첫날밤은 이와 같이 부드럽게 배려하는 가운데서 치러져야 한다(제2장 '남녀의 성교')."

"성교에 즈음하여 남자는 다음과 같은 마음가짐을 지녀야 한다. 우선 남자는 침대에 누워 있는 여인에게 부드럽게 말을 걸고, 그 언동에 여인이 마음을 움직이면 그녀의 치마끈을 풀어라. 만약 그녀가 거절한다면 그녀의 이마나 그 밖의 곳에 키스를 하여 그녀의 마음을 유혹하라(2장 '남녀의 성교')."

결혼 후 3일간 남자는 동정을 지키며 아내의 성에 대한 공포심을 제거토록 한다. 이 3일간 남자는 자리를 깔지 않고 바닥에 누울 것, 교접을 피할 것, 소금과 당분을 섭취하지 말 것, 1주일 동안 음악을 들으며 목욕할 것, 정장으로 음악회 등 모임을 베풀고 친족을 환대하며, 선물을 줄 것 등 다

섯 가지를 지켜야 한다(3장 '처녀의 몸가짐')

물론, 《카마수트라》에는 남성을 위한 비법들도 등장한다. "참새 알에 쌀을 넣고 죽을 쑤어 그 안에 꿀과 버터를 한데 넣어 섞은 것을 다량 마시면 많은 여인을 상대할 수 있다(1장 '개설')." 그렇지만 이런 비법은 단지 남성만을 위한 것이 아니었다. 고대 인도인들은 남성과 여성이 성적으로 합일된 상태를 인간의 가장 완성된 모습으로 보았다. 따라서 그들의 성관계는 어느 한쪽을 정복하는 게 아니라 조화를 이루는 일이었다.

이런 생각을 하고 보면 《카마수트라》는 절대로 외설적인 책이 아니다. 오히려 가만히 들여다보고 있으면 기원전의 인도 여성들이 부러워질 지경이다. 《카마수트라》가 편찬되던 시기의 인도에서는 여성은 물론 남성보다 비천한 존재였다. 하지만 그녀들의 성생활만큼은 오히려 지금보다도 더 행복했을지도 모르겠다. 비록, 《카마수트라》가 소수의 귀족들을 대상으로 한 경전이라고 해도 말이다.

TIP 젊은 여성에 대한 집착

남성들은 언제나 젊은 여성에게 집착한다. 아시아에서도, 유럽에서도, 아프리카에서도, 중동에서도 이는 모두 동일하다. 물론 그에 대해 거창한 대답을 찾을 필요는 없다. 그 이유는 단지 젊은 여성의 몸이 나이 든 여성의 몸보다 더 아름답기 때문이니 말이다. 여성의 성적 매력은 20대 후반을 기점으로 서서히 쇠락한다. 그러다 40세가 되면 크게 낮아지고 50세에 이르면 밑바닥을 치고 만다.

사실 아름다운 여성과 성행위를 하고 싶은 남성의 본능은 인지상 정일 수밖에 없다. 남성의 머릿속에는 언제나 성행위를 해야 한다는 욕구가 가득하다. 실제로 20대의 젊은 남성은 30초에 한 번씩 성행위를 떠올린다는 주장도 있을 정도이다. 이는 남성이 생물학적으로 엄청난 양의 테스토스테론을 가지고 있기 때문이다.

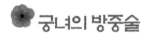

궁녀의 방중술

조선시대의 궁녀는 특수한 계급의 여성들이었다. 이들은 10세 정도의 어린 나이에 궁녀가 되는 만큼 대개는 부모의 의사에 따라 입궁을 했다. 하지만 정상적인 부모라면 자신의 딸을 궁궐에 갇혀 꽃다운 청춘을 보내야 하는 궁녀로 보내지는 않았을 것이다. 대개 궁녀가 되는 여성들은 가난한 집의 딸이거나 일찍 어머니를 여의고 계모 밑에서 자란 경우가 많았다.

하지만 본인과 부모가 원한다고 해서 모두가 궁녀가 될 수는 없었다. 보통 궁녀는 10년에 한 번씩 선발됐는데 이때 엄격한 규정이 적용됐다. 이를테면 역적의 자손이거나 집안에 병자와 불구자가 있는 경우엔 궁녀로 뽑힐 수 없었다. 언젠가는 임금의 후손을 생산할 수도 있는 몸이기 때문이었다. 이런 탓에 용모와 성품 역시 중요한 선발 요소였다.

수백 명의 궁녀들은 때를 기다리며 방중술을 수련했다.

이 밖에 처녀가 아닌 여성 또한 궁녀가 될 수 없었다. 10세 이하라면 문제될 것이 없었지만 그보다 나이가 많은 경우엔 반드시 처녀성 검사를 받아야 했다. 지금의 관점에서 본다면 검사 방법에는 다소 문제가 있었다. 의녀가 앵무새의 생피를 팔목에 묻혀 보고 이것이 묻으면 처녀이고 잘 묻지 않으면 처녀가 아니라고 판별했던 것이다. 어쨌든 이런 처녀성 검사는 궁녀 제도가 사라질 때까지 지속되었다.

입궐한 궁녀들은 궁궐에서 정해준 날짜에 입궁을 했다. 입궁 뒤에는 가장 먼저 소속 부서에 배치를 받고 곧 궁녀 예비자로서의 생활을 시작했다. 15년의 수련 기간이 끝나면 궁녀들은 관례를 올렸다. 관례는 어른이 되었다는 성인식인 동시에 임금과의 결혼식이기도 했다. 이때 임금은 사명(賜名)이라 하여 궁녀들에게 새로운 이름을 내려주었다.

일반적으로 궁녀가 된 지 30년이 넘으면 정5품 벼슬에 해당하는 상궁이 될 수 있었다. 상궁의 지위는 다양했다. 그중 상궁들을 총괄했던 제조상궁은 영의정이 부럽지 않은 권세를 누렸다. 왕을 가까이 모시므로 정치의 이면에서 영향력을 행사할 수 있는 위치에 있었던 탓이다. 큰방상궁이라고도 불렸던 제조상궁은 주로 상궁 중에서 가장 경력이 많은 여성 가운데 임명됐다.

한편 궁녀는 임금의 승은(承恩)을 통해 신분 상승의 꿈을 이룰 수 있었다. 승은은 신랑 없이 결혼식을 치른 궁녀가 신랑과 첫날밤을 보내는 일을 뜻했다. 따라서 승은은 모든 궁녀들의 희망 사항이었다. 하지만 왕과 합방을 했다 해서 모든 궁녀가 후궁이 될 수 있는 건 아니었다.

종4품 벼슬에 해당하는 숙원(후궁 중 가장 낮은 품계)이 되기 위해서는 임금의 눈에 띄어 그의 사랑을 받아야만 했다. 이때에만 임금의 부인이 되는 영화를 누릴 수 있었기 때문이다.

하지만 이는 '낙타가 바늘귀로 들어가는 것만큼' 어려운 일이었다. 조선시대의 궁궐에는 150~600명이나 되는 많은 궁녀들이 상주하고 있었다. 궁궐 안에서 임금의 눈에 띄는 것조차 결코 만만한 일이 아니었던 것이다.

이런 탓에 궁녀들 중에는 때를 기다리며 방중술을 수련하는 여성도 적지 않았다. 임금의 부인이 되어 왕자를 낳으면 정일품 벼슬인 빈의 자리에까지 오를 수 있었기 때문이다. 궁녀에게 방중술을 교육시키는 일은 보통 지밀 내관(채색교관)이 맡아 했다고 한다. 지금까지 전해오는 궁녀들의 방중술 수련 비법과 미용법 몇 가지를 아래에 정리해 보았다.

● 방중술 수련법
- 발뒤꿈치 들고 다니기: 말 그대로, 발뒤꿈치를 든 채 걷는 보행법을 말한다. 질 근육과 괄약근을 강화시켜 성감을 높이기 위한 목적에서 실시되었다.
- 앉은 자세로 걸레질하기: 바닥으로부터 일정 간격 엉덩이를 들어 올린 채 반복해서 걸레질을 하는 수련법이다. 자궁 경부의 승강(오르내림)을 통해 질의 신축성과 유연성을 강화시키려는 목적에서 실시되었다.
- 설경舌耕 수련: 손을 사용하지 않으면서 공중에 매달린

발뒤꿈치를 들고 걸으면 질 근육과 괄약근을 강화, 성감을 높인다.

껍질이 얇은 연시를 혀로 핥아먹는 수련법이다. 이때 연시에 상처를 내거나 터뜨리지 않도록 부드럽게 하는 것이 중요하다. 일종의 오럴섹스 훈련인 셈이다.

- 타액 교환법: 키스를 할 때 침을 교환하는 방법에 관한 수련이다. 이것은 키스를 하면서 나이 든 임금이 젊은 궁녀에게 보다 많은 침을 전달 받아 회춘하기 위한 목적에서 실시되었다. 임금의 침소에 들기 전, 궁녀는 금박이 섞인 소금으로 미리 양치질을 완벽하게 했다고 한다.

- 무릎으로 팥 잡아 일어서기: 말 그대로 방바닥에 뿌려진 팥을 무릎으로 주어 올리는 수련법이다. 이 방법으로 무릎을 조아리면 기혈이 상하로 흐르게 되어 회임에 도움이 된다고 생각하여 실시했다.

- 얼음물 배꼽으로 받기: 배 위에 얇은 천을 덮은 후, 공중에 매달린 얼음에서 떨어지는 차가운 물방울을 배꼽으로 받는 수련법이다. 모체와 태아를 연결하는 에너지의 통로인 배꼽을 자극함으로써 회임에 도움을 주려는 목적에서 실시되었다.

- 안마 연습: 다리 주무르기, 허리 주무르기, 발바닥 용천혈 두드리기 등을 연습했다. 안마는 옥체에 직접 손을 대는 일이므로, 임금을 아프게 하거나 성의가 없으면 체벌을 받는 경우도 있었다고 한다. 젊은 궁녀로부터 기를 보충 받아 회춘하려는 목적에서 실시되었다.

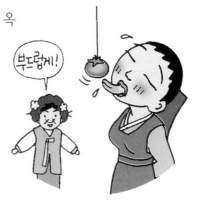

부드럽게!

● 궁녀들의 미용법

- 밥의 김 쐬기: 데지 않을 정도로 얼굴을 가까이 하고 솟아오르는 밥의 김을 쐬는 미용법이다. 스팀 타월과 같은 효과가 있어 얼굴의 묵은 각질을 벗겨 내는 작용을 한다.

- 쌀뜨물 세수: 쌀뜨물로 얼굴과 손을 씻는 것은 궁중뿐 아니라 민간에서도 널리 행해진 미용법이다. 쌀뜨물에 녹아 있는 쌀 전분은 뛰어난 수분 흡수력과 화이트닝 효과를 낸다.

- 알몸으로 자기: 옷을 모두 벗고 잠을 자서 고운 피부를 유지하는 미용법이다. 옷을 껴입고 잠을 자면 피부의 휴식과 세포 재생에 방해가 된다.

- 수세미즙 바르기: 수세미즙을 얼굴과 가슴에 바르고 자거나 이에 쑥 가루, 달걀노른자, 고운 진흙 등을 섞어 팩을 하는 미용법이다. 수세미즙은 오늘날에도 화장품 원료로 많이 사용된다.

- 꿀·창포 마사지: 꿀 한 숟가락을 떠서 거칠고 건조한 피부를 마사지하면 피부 미용에 좋다. 또한 창포물에 꿀 반 숟가락을 타서 머리를 감으면 머리카락이 부드러워지는 효과가 난다.

- 율무팩: 율무 가루를 물에 탄 후, 얼굴에 헝겊을 깔고 붓으로 계속 적셔 주는 미용법이다. 얼굴이 부었을 때나 기미, 검버섯 등의 잡티 제거에 효과가 있다.

- 녹차 뒷물: 궁녀들은 뒷물을 할 때 작설차 같은 녹차 물

을 사용했다. 질염을 방지하고 자궁을 보호하기 위해서
였다.

135

TIP 금발

중세 시대에는 금발이 절대적인 미의 기준이었다. 태어날 때부터 금발이 아닌 여성은 밝은 색 비단이나 가발로 머리를 덮었다. 르네상스 시대에도 금발 머리가 유행했다. 여성들은 가능한 한 모두 잉크를 사용해 머리를 염색했고, 하루종일 금발을 만들기 위해 햇볕 아래에 서 있었다.

절대로 변하지 않는 금발 선호 현상은 왜 생기게 되었을까? 다른 색 모발에 비해 금발은 앳돼 보인다. 흔히 어릴 때는 금발이었다가도 나이가 들면 점점 어두워지기 때문이다. 또, 열성인 금발은 지금 추세로 가면 300년 후에는 더 이상 존재하지 않을 것이라고 한다. 결국 금발 선호 현상은 희귀한 것과 앳된 것에 대한 소유욕이 불러온 결과라 할 수 있다.

가정 파괴의 주범, 여성 불감증

여성 불감증(성기능 장애)은 여성이 성행위를 통해 성적 만족을 얻지 못하거나 어려움을 겪는 경우를 말한다. 대체로 다음과 같은 경우가 그에 해당한다. 성욕이 생기지 않는다. 성적 자극을 받아도 흥분이 되지 않고 질액이 감소해 성관계 때 불편하다. 오르가슴을 느낄 수 없다. 성행위를 할 때 통증을 느낀다.

여성 불감증의 가장 큰 원인은 여성의 임신과 출산이다. 오랜 임신 기간 동안 여성의 골반근육은 현저하게 약화될 수밖에 없다. 또한 출산 과정에는 필연적으로 회음부 절개나 파열이 뒤따른다. 이로 인해 여성의 은밀한 몸에는 빨간 신호등이 켜질 수밖에 없다. 질의 수축 능력 저하, 질이완, 회음부의 신경 및 근육 손상, 외성기 감각 장애 등이 수반되기 때문이다.

여성 불감증이 위험한 것은 그것이 가정불화의 원인이 되기 때문이다. 여성 불감증은 여성으로서의 자신감을 잃게 만들고 심지어는 우울증으로 이어지기도 한다. 또한 아내에게 만족하지 못한 남편이 한눈을 파는 계기가 돼 부부 갈등을 일으키기도 한다.

우리나라에서는 남성보다 여성에게서 불감증이 나타나는 비율이 더 높다. 남성은 1,000명 중 338명이 불감증이지만 여성은 1,000명 중 542명이나 된다. 다행히도, 요즘에는 불감증에 대한 여성들의 인식이 점차 변하고 있다. 불감증을 하나의 병으로 인식하고 적극적으로 극복하려는 여성이 늘고 있는 것이다.

＊성욕 장애

성욕 장애는 가장 흔한 여성 불감증의 형태 중 하나이다. 성욕 장애는 성적 욕구를 전혀 느끼지 못하거나 현저하게 부족한 경우를 말한다. 또한 남성과의 성행위에 대해 극심한

여성 불감증의 가장
큰 원인은
임신과 출산이다.

136

※ 미국의 성의학자인 마스터스와 존슨은 남녀의 성반응 주기를 네 단계로 구분했다. 성욕구 단계, 고조 단계, 절정 단계, 해소 단계. 여성 불감증은 이 네 단계의 성반응 주기 중 해소 단계를 제외한 한 단계 이상에서 이상이 있는 경우를 말한다.

혐오감을 느끼거나 그것을 회피하는 행동도 이에 해당한다.

성욕 장애는 성반응 주기의 첫 단계인 성욕구 단계에 문제가 있는 경우이다. 이는 특정 대상이나 상황에서 나타나기도 하지만 대상과 상황에 관계없이 모든 경우에 일어날 수 있다. 심지어, 자위행위 때는 문제가 없지만 성행위 때만 문제가 생기기도 한다.

성욕 장애는 우울증과 밀접한 관계가 있다. 성욕 장애로 인해 우울증이 생길 수도 있고, 정반대의 현상이 일어날 수도 있다. 성욕 장애에는 성적 흥분 장애나 오르가슴 장애가 동반되는 경우도 많다. 대체로, 기혼 여성에게서 남성에 비해 2배 정도 많이 나타난다.

성욕 장애의 원인은 대체로 다음과 같다.

- 남성의 반복된 조루나 난폭한 성행위
- 사생활이 보장되지 못하는 주거 환경, 사회·경제적 스트레스
- 성행위를 불결하고 음탕한 것이라고 생각하는 잘못된 인식 및 성교육
- 임신에 대한 공포, 성병, 성행위 때의 통증에 대한 두려움
- 약물 복용(고혈압 치료제, 경구피임약, 항우울제, 향정신성 약물이 포함된 소화성 궤양 치료제 등)
- 당뇨병, 만성신부전, 만성간염 등 전신적 질환이나 만성적 질병
- 남성 호르몬의 부족
- 성폭행, 근친상간의 충격

*성적 흥분 장애

성적 흥분 장애는 적절한 성적 자극에도 불구하고 흥분하지 못하는 경우를 말한다. 이는 성반응 주기의 두 번째 단계인 고조 단계에 문제가 있을 때 발생한다.

고조 단계는 성적 쾌감이 서서히 증가하여 오르가슴에 이르기 직전까지의 시기이다. 여성에게서는 이때 질액이 분비되고 클리토리스가 발기하며 질이 팽창하는 등의 신체 변화가 나타난다. 이는 성적으로 흥분한 여성의 클리토리스와 질로 혈액이 공급되기 때문이다. 즉, 여성에게도 남성의 발기와 비슷한 현상이 일어나는 것이다.

하지만 성적 흥분 장애를 지닌 여성에게는 이런 반응이 일어나지 않는다. 따라서 남성의 성기를 삽입하기 어렵거나 성행위에 다소의 고통이 따를 수밖에 없다. 여성이 성행위를 회피하거나 방어적인 자세를 취하게 되는 건 이 때문이다.

성적 흥분 장애의 원인은 대체로 다음과 같다.

- 흡연, 당뇨병, 동맥경화 등과 같은 혈관성 질환으로 인한 혈류량의 저하
- 성행위에 대한 두려움과 불안, 남성에 대한 적개심과 같은 심리적 요인
- 폐경으로 인한 여성호르몬의 감소
- 약물 복용, 전신적 질환이나 만성적 질병

*오르가슴 장애

여성 불감증 중 가장 발생 빈도가 높은 장애 현상이다. 성

욕이나 성적 흥분에는 이상이 없지만 아무리 해도 오르가슴에 도달하지 못하는 경우를 말한다. 보통, 오르가슴을 한 번이라도 경험한 여성은 그 뒤 어렵지 않게 오르가슴을 느낄 수 있다. 하지만 오르가슴 장애가 있는 여성들은 극치감을 전혀 느끼지 못하거나 거의 경험하지 못해 성적 만족을 얻지 못한다.

오르가슴 장애는 성반응 주기의 세 번째 단계인 절정 단계에 문제가 있을 때 발생한다. 절정 단계는 오르가슴을 경험하는 시기이다. 이때 팽창된 질근육이 0.8초 간격으로 주기적인 수축을 반복하면 여성은 강력한 쾌감을 느끼게 된다.

단 한 번의 오르가슴을 느끼는 남성과 달리 여성은 여러 번 오르가슴을 느낄 수 있다. 여성이 오르가슴을 경험한 뒤 5~10초쯤이 지나면 클리토리스는 평소 상태로 돌아간다. 하지만 질이 다시 이전 상태가 되는 데는 대체로 10~15분 정도가 필요하다. 이런 이유로 여성은 반복적으로 오르가슴을 느낄 수 있는 것이다.

오르가슴 장애의 원인은 대체로 다음과 같다.

- 클리토리스가 포피로 덮여 있는 경우
- 오르가슴의 40% 정도를 차지하는 G-스폿이 없거나 발달이 저하된 경우
- 출산 등으로 인한 골반근육의 약화 및 손상
- 질이완, 질 손상
- 다른 불감증의 원인과 유사한 신체적 질환과 심리적 문제 등

*성교통

성교통은 성행위를 할 때 통증을 느끼는 것을 말한다. 따라서 성교통은 즐거운 성행위를 오히려 악몽으로 바꿔놓는 불청객이라 할 수 있다. 이 증상은 가벼운 것에서부터 성행위가 불가능할 만큼 심한 경우까지 그 종류가 다양하다.

성교통은 발생 시기에 따라 1차성 성교통과 2차성 성교통으로 구분된다. 1차성 성교통은 성생활을 시작할 때부터 성교통이 있는 경우를 말한다. 반면 2차성 성교통은 처음 성행위를 할 때는 괜찮다가 일정한 시간이 지난 후에 통증이 발생한다.

성교통은 대체로 남성의 성기가 삽입되거나 왕복 운동을 할 때 외음부나 질에서 느끼게 된다. 드물게는 남성의 성기가 깊이 삽입되었을 때 뱃속이나 골반, 허리에 통증을 느끼기도 한다. 한편, 직장이나 항문이 아프거나 빠지는 듯한 느낌을 경험하는 사람도 있다.

이런 성교통은 대개 여성이 피곤하거나 전희가 부족했을 때 발생한다. 성적으로 충분히 흥분했을 때 여성의 몸에서는 외음부의 윤활 작용이나 질액의 분비가 충분히 이루어진다. 그러지 못한 상태에서 남성이 무리하게 성기를 삽입하려다 보니 고통이 따를 수밖에 없는 것이다.

어떤 여성들은 섹스가 끝난 뒤에도 며칠씩 아랫배가 아프다고 호소하기도 한다. 이 또한 대개는 여성이 충분히 흥분하지 않은 상태에서 과도한 성행위를 한 탓이다. 남성의 성기가 너무 크거나 질이 너무 작아서 그렇다고 생각하는 경우도 있지만 그것은 아니다. 여성의 질은 아이를 출산할 만큼 신축성이 뛰어나다. 또한 여성을 고통스럽게 할 만큼 큰 성기를 지닌 남성은 이 세상에 거의 없다.

다만, 이외에도 성교통의 원인은 매우 다양하다. 이를테면 정신적인 원인에 의해 성교통이 발생하는 수도 있다. 여성들 중에는 성행위가 시작되지도 않았는데 고통을 호소하는 사람이 있다. 이는 기억하기 싫은 첫 경험이나 두려움, 혹은 불안감 때문이다.

성교통의 또 다른 원인은 대체로 다음과 같다.

- 외음부나 질에 염증이 있는 경우
- 세균 감염으로 인해 자궁 안의 점막에 염증이 생기는 골반염증이나 자궁내막증이 있을 때
- 오랫동안 성행위를 하지 않았을 경우
- 출산 때 절개했거나 파열된 회음부의 상처
- 과거에 질 성형 수술로 질을 과도하게 좁힌 여성의 경우
- 출산 직후, 피임약을 복용할 때, 폐경기처럼 여성의 난소 기능이 떨어져 에스트로겐 분비가 부족한 경우
- 처녀막 폐쇄증, 처녀막 비후증 등의 선천적인 이상

TIP 여성 할례

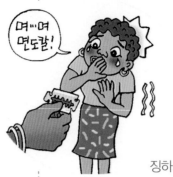

며…며 면도칼!

현재 전 세계에서 8000만 명이 넘는 여성들이 이런저런 형태의 여성 할례를 받는 것으로 추정된다. 여성 할례의 의식은 남성 우위를 확인하려는 남성의 욕구가 가장 잔인하게 표현된 것이다. 왜냐하면 여성 할례의 의식이 곧 영원한 처녀성을 상징하기 때문이다.

남성의 포경 수술과 달리 여성 할례는 여성의 성적 쾌락을 통제하거나 완전히 제거하기 위해 고안되었다. 여기에는 세 가지 유형이 있다.

첫째는 수나(sunna)이다. 이는 클리토리스의 포피를 제거하는 것이다.

둘째는 클리토리스 절제이다. 이는 클리토리스 전체를 제거해 내는 것이다.

셋째는 파라오닉(pharaonic)이다. 이는 클리토리스, 대음순, 소음순을 모두 잘라내는 것이다.

여성 할례는 보통 면도날이나 날카로운 칼로 행해지지만 때로는 깨진 유리 조각이 사용되기도 한다. 여성 할례는 보통 여성의 사춘기쯤에 시행된다. 여성 할례는 동아프리카와 사우디아라비아 반도 등에서 널리 행해지고 있으며, 특정 부족들의 경우에는 사실상 보편적인 관행이다.

🌸 클리토리스, 클리토리스

✳클리토리스란?

클리토리스(clitoris)는 '숨어 있는 작은 언덕'이라는 뜻의 그리스어 클레토리스(kletoris)에서 유래됐다. 이는 클리토리스가 마치 빙산처럼 대부분이 여성의 몸속에 숨어 있기 때문이다.

클리토리스는 외음부의 위쪽 끝에 존재한다. 소음순이 갈라져 나오는 부분에 있으며 그 아래에는 질구가 위치한다. 클리토리스는 소음순이 끌어당기기 때문에 그 끝부분이 아래의 질구 쪽을 향해 안쪽으로 다소 구부러진 형태를 취하고 있다.

클리토리스는 원추형 발기 조직으로 남성 성기의 귀두와 상동 기관이다. 하지만 그보다 몇 배나 많은 신경다발이 분포돼 있다고 한다. 이를테면 클리토리스의 끝부분에는 8000개가 넘는 신경종말이 밀집되어 있다고 한다. 클리토리스를 빼내면 약 2.5cm 정도의 크기이며, 뿌리 같은 두 개의 음핵돌기를 가지고 있다.

클리토리스는 그 길이가 대개 0.5~1.5cm밖에 안 될 만큼 작다. 하지만 클리토리스는 여성 오르가슴의 40%를 담당하는 강력한 성감대이다. 또한 인간의 신체에서 오로지 쾌락만을 위해 존재하는 유일한 기관이다.

클리토리스는 여성 오르가슴의 40%를 담당하는 강력한 성감대다.

✱클리토리스의 크기

음핵의 크기는 사람에 따라 매우 다양하다. 다만, 크기에 비례해 성감이 더 좋아지거나 한다는 보고는 아직 없다. 남성의 성기와 마찬가지로 크기와 성감은 무관한 모양이다. 통계에 의하면, 미국 여성의 클리토리스 평균 길이는 1.6cm 정도이다. 가장 짧은 여성은 1.17cm, 가장 긴 여성은 2.3cm에 이른다고 한다. 한국 여성의 클리토리스 길이 통계는 아직 없다.

✱음핵표피

클리토리스는 피부 주름인 음핵표피에 둘러싸여 있다. 그리고 이 포피는 소음순과 연결된다. 이런 이유로 클리토리스는 성관계 때 간접적인 자극을 받게 된다. 성관계 때 남성의 성기가 질 속을 질주하면 그에 따라 소음순이 율동을 하게 된다. 이때 소음순의 움직임이 음핵표피에 전달되면서 클리토리스가 자극을 받게 되는 것이다.

잊지 말자. 여성의 오르가슴에서 가장 중요한 역할을 하는 것은 클리토리스와 질이다. 여성의 오르가슴은 클리토리스에 대한 자극에서 시작돼 질의 수축에 의해 완성된다.

✱발기

클리토리스는 평소에는 축 늘어져 있다. 이들 기관에 혈액을 공급하는 혈관들이 대개는 꼭 조여져 있기 때문이다. 하지만 남성과 마찬가지로 여성 또한 성적 자극을 받으면 클리토리스와 질에 혈액이 유입되는 현상이 일어난다. 이때 외음부가 부풀면서 질액이 분비되고 클리토리스도 발기하게 된다.

성적인 흥분 상태에서 클리토리스가 발기하면 그 크기가 평균 두 배 정도 커진다. 또한 클리토리스도 남성의 성기처럼 잠을 잘 때 90분마다 한 번씩 발기를 한다.

TIP 그 밖의 이야기

클리토리스가 있는 이유_도대체 클리토리스는 왜 있는 것일까? 그것에는 남자의 젖꼭지처럼 아무 쓸모가 없다는 것부터 배우자와의 유대를 강화하는 쾌락의 원천이라는 것까지 많은 이론이 난무한다. 첫 번째 가설은 여성은 누가 문을 두드릴 때 받아들이기만 하면 되므로 섹스를 추구할 필요가 없다는 이론을 바탕으로 한다. 두 번째 가설은 자기가 좋아하는 것을 추구하는 여성의 적극적인 성욕을 가정하고 있다.

그런데 우리는 오르가슴이 여성에게 번식상의 이익을 준다는 사실을 알고 있다. 그리고 클리토리스는 여성을 오르가슴에 이르게 하는 아주 중요한 성감대이다. 클리토리스가 존재하는 것은 바로 그 때문이 아닐까. 비록 크기나 형태, 위치에는 큰 차이가 있지만 거의 모든 영장류에게는 클리토리스가 있다고 한다.

1960년대_60년대에 유럽 및 미국에서 출간된 대다수 사전에서는 한때 클리토리스란 단어가 사라진 적이 있었다. 1948년, 클리토리스는 그림 속에서 여전히 모습을 드러냈지만 그 이름은 더 이상

붙어 있지는 않았다. 1960~1971년 사이에 발간된 해부학 책들의 50% 정도에서는 클리토리스가 완전히 모습을 감춘다. 다른 분야 서적들 속에서 간간이 모습이 발견되었지만 이름이 붙어 있지 않았다. 심지어는 작은 벌레 모양으로 그려지기도 했다. 그리고 클리토리스에 대한 무지몽매주의가 절정에 달하던 1960년대에 인간은 달에 첫발을 내디뎠다.

클리토리스 절제_빅토리아 시대 혹은 19세기까지도 영국이나 미국에서는 의학의 이름으로 버젓이 클리토리스 절제가 행해졌다. 영국의 부인과 의사 아이작 베이커 브라운은 클리토리스 절제를 열렬히 주창했다. 그가 클리토리스 절제 수술을 찬미하게 된 것은 신경계에 대한 당대의 생리학 이론을 믿었던 탓이다. 환자가 입원한 당일에 클리토리스를 제거하는 경우도 심심찮게 있었다. 당시 여성의 성욕은 병적인 것으로 여겨지고 있었다.

음핵표피 제거술

클리토리스는 여성의 외음부 중 가장 민감하게 성적 자극에 반응하는 기관이다. 따라서 성관계 때 이 부분이 자연스럽게 노출이 돼야 충분한 성적 만족을 얻게 된다. 하지만 만일 이곳을 무언가가 덮고 있다면 성적인 불만이 쌓이고, 심한 경우 여성 불감증이 야기되기도 한다.

클리토리스 성감 장애는 대체로 음핵표피나 소음순의 비대로 인해 발생한다. 음핵표피나 소음순이 클리토리스를 덮고 있으면 직접적인 자극에도 성적 쾌감을 느낄 수 없기 때문이다. 또한 이 경우에는 분비물로 인해 외음부 위생에도 좋지 않은 결과를 초래한다. 선천적, 후천적인 문제로 클리토리스가 덮여 있거나 이로 인해 성적 흥미를 잃은 여성이라면 음핵표피수술을 고민해 볼 필요가 있다.

✱음핵표피수술이 필요한 경우

아래와 같은 경우 음핵표피수술을 고민해 봐야 한다

- 선천적으로 클리토리스가 완전히 포피에 덮여 있다.
- 클리토리스가 늘어났거나 지나치게 비대하다.
- 성감이 약하거나 불감증이 있어 오르가슴을 못 느낀다.
- 소음순이 지나치게 크거나 늘어져서 불편하다.
- 음핵 주위가 가렵거나 분비물이 끼고 냄새가 난다.
- 소음순 성형을 하면서 균형을 맞추고 싶다.

음핵표피나 소음순이
클리토리스를 덮고 있으면 성적
쾌감이 줄어든다.

147

✱수술 방법

클리토리스는 포경인 남성의 경우와 마찬가지로 포피 속에 숨겨져 있다. 음핵표피 절제술은 가장 민감한 성감대인 클리토리스를 덮고 있는 포피를 제거하여 여성의 성적 쾌감을 높여주는 수술이다. 음핵표피의 비대로 인해 가려진 클리토리스를 노출시키면 성적 만족도가 높아져 여성 불감증을 극복할 수 있게 된다.

만일, 소음순 비대와 동반되거나 외음부 주위 조직이 느슨해져 탄력이 없는 여성이라면 일석이조의 효과를 얻을 수 있다. 이 경우 소음순을 위쪽으로 당기는 효과가 있어 성관계 때 자극에 보다 민감하게 반응할 수 있기 때문이다.

음핵표피 제거술은 레이저 및 고주파 장비를 이용해 세심하게 시술된다. 수술의 목표는 해부학적으로 가장 예쁘고 이상적인 모양으로 음핵을 자연스럽게 노출시키는 데 있다. 또한 수술 후에는 특수 장비를 이용한 치료 프로그램이 운영된다. 이는 음핵 주위의 혈류를 증가시키고 신경 발달을 촉진시켜 보다 더 좋은 결과를 얻기 위해서다.

＊동반수술

음핵표피 제거술은 소음순 비대증이나 질 주위 조직에 탄력이 없는 경우에 효과가 더 크다. 이런 이유로 소음순 성형이나 이쁜이수술을 함께 받으면 더 좋은 결과를 얻을 수 있다.

＊수술 시간

국소마취 후 20분 정도면 수술이 완료된다. 수술 후에 바로 집으로 돌아가면 되고 일상생활에도 거의 지장이 없다.

＊수술 후 경과

- 약 _ 수술 후 며칠간 약을 복용하면 된다.
- 안정 _ 수술 뒤 바로 일상생활이 가능하다.
- 회복 _ 수술 뒤 2주 정도가 지나면 회복된다. 이때부터 성관계가 가능하다.
- 내원 _ 병원을 다시 방문할 필요가 없다.

- 사후 프로그램_음핵 주위의 혈류를 증가시키는 사후 프로그램을 진행한다. 이는 성관계 때 자극에 더욱 민감하게 반응하게 해 수술 효과를 높여준다.
- 부작용_수술 후 얼마 동안 뻐근함이나 약간의 출혈, 혹은 진물(분비물)이 나올 수 있다. 상처가 회복되는 과정에서 나타나는 정상적인 증상이므로 걱정할 필요는 없다.

TIP 항문성교

항문성교를 기피하는 데는 그에 대한 부정적인 편견들이 주된 이유로 작용한다. 항문성교에 대한 편견들은 성행위가 오로지 종족번식을 위한 수단이므로 그로부터 쾌락을 추구해선 안 된다는 구시대적인 윤리관에서 기인한 것이다. 하지만 그런 생각이 꼭 옳은 것은 아니다. 섹스는 두 사람이 쾌락을 통해 서로에 대한 사랑과 헌신을 표현하는 방법이며, 타인이 옳고 그름을 판단할 수 없는 행동양식이다. 아프지만 않다면 자연스럽고 좋다고 봐도 된다.

＊항문성교란?

남자의 성기나 손가락, 기구 등을 항문에 삽입하여 성적 만족을 얻는 행위를 말한다. 넓은 의미로는 항문을 자극하는 모든 행위가 항문성교이다.

＊항문성교를 하는 이유

해부학적으로 봤을 때 항문은 신경말단이 모여 있는 민감한 부위

항문성교 후 다시
질 삽입을 할 때는
반드시 페니스를 씻거나
콘돔을 바꾸자.

이므로 성감대로 발달할 수 있는 잠재력이 있다. 하지만 항문은 배설물을 보내는 '출구' 기능을 하는 기관이지 성기가 삽입될 수 있도록 만들어진 '입구'가 아니다.

따라서 생물학적 관점에서 보면 항문성교는 자연스러운 성행위가 아니다. 물론, 항문 부위에는 남성의 성기가 부드럽게 삽입될 수 있도록 특별한 액을 분비하거나 하는 기관도 없다. 그럼에도 불구하고, 역사상 여자의 항문은 종종 강제로 질의 역할을 떠맡아야 했다. 여기에는 네 가지 이유가 있다.

첫째, 콘돔이 등장하기 전 먼 옛날에 항문성교는 원시적이지만 효과적인 피임 수단으로써 행해졌다. 이러한 사실은 콜럼버스가 아메리카 대륙을 발견하기도 전의 고대 페루의 도기들을 통해 확인됐다.

둘째, 젊은 연인들은 항문성교를 함으로써 앞으로 누구와 결혼할지 모르는 여성의 처녀성에 대한 걱정 없이 성관계를 즐길 수 있었다. 일부 지중해 문화권에서는 특히 이러한 이유로 연인들이 항문성교를 즐긴다.

셋째, 이는 대개의 남자들이 생리혈을 싫어한다는 점과 관련된다.

넷째, 성적 즐거움을 찾는 커플들이 호기심으로 항문성교를 할 때도 있다.

✻ 주의할 점은 무엇인가?

무엇보다 청결이 중요하다. 항문은 무수한 세균이 번식하는 곳임을 잊지 말자. 시도를 하기 전에 세밀한 부분까지 신경 써서 깨끗하게 씻는 게 좋다.

Chapter 6
남자를 사로잡는 양귀비수술
– 당당한 여성이 아름답다

남자를 사로잡는 양귀비수술

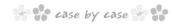

case by case

기억에 남는 환자

2008년 7월 말, 성남에 사는 세련된 여성 한 분이 병원을 찾았다. 이분은 두려움을 느껴 수술을 한 번 연기했던 터라 특히 더 기억에 남는다. 그녀는 수술 전날 악몽을 꿀 정도로 노심초사하고 있었다.

사실 많은 여성들이 여성 성형을 앞두고 공포심을 느끼곤 한다. 물론, 지나치게 걱정할 필요는 없다. 수술은 짧은 시간 안에 끝나고 별다른 통증도 없기 때문이다.

상담을 해 보니, 이 여성은 자존심이 많이 상해 있었다. 어느 날 성관계를 마친 남편이 그녀에게 해서는 안 될 말을 했던 탓이다. "역시, 애 낳은 여자는 아줌마일 뿐이야." 그 후, 그녀의 뇌리에는 마치 주문처럼 남편의 말이 맴돌았다.

기분이 상한 그녀는 다음날 바로 수술을 결심했다. 그러던 중 우리 병원이 괜찮다는 이야기를 듣고 내원하게 된 거였다. 상담 후에 이 여성은 양귀비 수술과 이쁜이수술을 함께 시술받기로 했다. 수술은 잘 끝났고 그 결과 또한 매우 만족스러웠다.

두 달쯤 뒤, 그녀는 남편과의 첫 경험 뒤 곧바로 병원 게시판에 후기를 남겼다. 그녀는 이날 마치 처녀 때로 돌아간 듯 가슴이 두근거렸다고 했다. 그리고 부부관계 후 그녀는 여성으로서의 자신감을 회복할 수 있었다. 더불어, 그때까지 한 번도 느껴 보지 못한 오르가슴까지 경험할 수 있었다.

남편 또한 매우 만족하는 눈치였다. 남편은 오랜만에 전에 없던 행동을 했다. 아내의 심부름을 하는가 하면 팔베개를 해서 그녀를 재워주었던 것이다. 남편은 그날 아내에게 이런 말을 속삭였다. "당신이 나를 점점 긴장하게 만들어." 이날, 그녀는 깨달았다. '아, 이래서 여성성형을 하는 거구나.'

그녀의 글은 병원 스태프에 대한 감사의 마음을 전하는 것으로 끝이 났다. 나는 이런 글을 읽을 때마다 종종 깊은 감동을 받곤 한다. 여성은 여성으로 완성되는 존재이다. 그리고 한 인간으로 살아가는 데 있어 무엇보다 중요한 것 중 하나가 바로 '성'이다. 그녀와 남편의 관계가 더욱더 깊어지기를 소망한다.

신혼시절의 느낌을
되찾고 싶다면
양귀비 수술을 고려하라.

153

채우는 것과 비우는 것

여성이 성적으로 흥분하면 남성과 마찬가지로 해면체에 혈액이 유입된다. 이로 인해 클리토리스가 발기하고 외음부가 홍조를 띠게 되는 것이다. 하지만 여성은 일정한 시간 이상 성행위가 지속돼야 오르가슴을 느끼기 쉽다. 이는 여성의 성감대가 질과 그 주변, 그리고 전신에 걸쳐 광범위하게 퍼져 있기 때문이다.

이는 성행위가 끝난 뒤에도 마찬가지다. 성행위 중 최고조에 도달했던 여성은 시간을 두고 서서히 안정을 되찾는다. 이 사이 여성은 남성이 부드럽게 애무해주고, 안아주고, 달콤한 이야기를 속삭여주기 바란다. 이런 탓에 여성의 성행위는 채우는 것에 비유할 수 있다.

반면 남성은 성적으로 흥분하면 성기의 해면체로 피가 몰려든다. 그리고 바로 그 순간 남성은 즉각적으로 발기하게 된다. 이런 탓에 남성에게는 전희 따위가 그다지 필요 없다. 더구나, 남성은 성기 삽입 후 오래지 않아 곧 절정에 도달해 버린다. 이는 남성의 성감대가 성기 주변에 집중되어 있기 때문이다.

현실로 돌아올 때도 남성의 성적 욕망은 급전직하한다. 남성은 성행위를 끝내자마자 흔히 담배를 피워 물거나 TV 앞에 앉아 버린다. 이는 남성의 몸이 항상 위험에 대처하도록 프로그래밍되어 있기 때문이다. 생각해 보라. 성행위를 하는 동안에는 적에게 무방비로 노출될 수밖에 없다. 이런 남성의 성행위는 비우는 것에 비유할 수 있다.

여성은 보통 30분 이상
성행위가 지속돼야
오르가슴을 느끼게 된다.

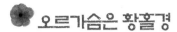 **오르가슴은 황홀경**

여성의 오르가슴은 다음과 같이 정의할 수 있다. 의지와 상관없이 질의 바깥 부분 3분의 1, 때때로 자궁, 직장 괄약근, 요도 괄약근까지 리드미컬하게 수축하는 현상. 물론, 오르가슴을 느낀 여성은 매우 강력한 성적 쾌감을 느끼게 된다. 그리고 이때의 수축은 바나나를 껍질 째 끊어버릴 만큼 강하다고 한다.

그런데 여성이 오르가슴을 느끼는 방식은 지문만큼이나 독특하고 다양하다. 이를테면 2~3초로 그만인가 하면 그 느낌이 30초 이상 지속되는 사람도 있다. 또한 한 번의 섹스에서 한 차례만 느끼는가 하면 수차례에 걸쳐 파상적인 오르가슴을 경험하는 사람도 있다. 이 때문일까? 여성들은 오르가슴을 느낄 때도 각기 다양한 반응을 보인다. 숨을 몰아쉬고, 흐느끼고, 웃고, 우는 등 다양한 양상이 나타나는 것이다.

이는 여성이 해부학적으로 고도로 발달한 몸을 가졌기 때문이다. 성기 주위에 거의 모든 성감대가 집중된 남성과 달리 여성은 성감대가 온몸에 고르게 분포한다. 바로 이런 탓에 여성의 성감은 경험이 어느 정도 쌓여야만 개발되게 된다. 다만, 한 번 성감이 개발된 여성은 거의 모든 성감대를 통해 오르가슴을 느낄 수 있다.

이런 여성은 오르가슴을 위한 신경 경로를 두 개 갖는다. 그것은 외음부 신경 경로와 골반 신경 경로이다. 전자는 클

오르가슴 시 여성의
질 수축은 바나나를
껍질째 끊어버릴 만큼
강력하다.

리토리스, 항문거근, 소음순, 회음부 그리고 항문 주위의 피부와 연결된다. 이와 달리 후자는 질과 자궁으로 이어진다.

외음부 신경조직에는 골반 신경조직보다 감각섬유와 자극에 예민한 신경말단이 더 많이 분포한다. 여성들이 클리토리스의 자극에 즉각적으로 반응하는 것은 이 때문이다. 흥미롭게도 여성의 외음부 신경 조직과 골반 신경 조직은 척추에서 부분적으로 겹쳐진다. 이런 이유로 클리토리스와 질에서 야기된 오르가슴이 서로 섞이는 혼합 현상이 일어나게 된다. 이때 여성의 그 무엇과도 비길 수 없는 극치감을 느끼게 된다. 하지만 여성들은 오르가슴에 크게 개의치 않는 듯하다. 이를테면 영국 여성의 71%는 오르가슴을 느끼지 못해도 만족스러운 성관계를 가질 수 있다고 믿는다고 한다. 어쩌면, 여성의 오르가슴은 여성이 아니라 남성에게 오히려 더 큰 고민거리인지도 모르겠다. 여성이 오르가슴을 느껴야 만족스러운 성관계라고 생각하는 남성은 여성보다 무려 10% 정도나 더 많다.

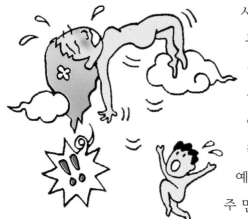

사랑의 감정은 육체적 관계인 성행위를 통해 완성된다. 따라서 아무 감정도 없는 성행위라면 그건 동물적인 본능의 표출 이상은 될 수 없다. 그렇지만 나는 여성들에게 보다 적극적으로 성을 누리려는 자세가 필요하다고 본다. 그럴 때, 예측 불가능한 오르가슴의 기쁨을 더 자주 만끽할 수 있지 않을까?

_쾌락가설 : 여성들이 단지 즐기기 원하므로 오르가슴을 느낀다는 주장이다. 이 가설은 오르가슴이 여성으로 하여금 생리 주기 내내 성관계를 갖게끔 유도한다고 한다. 그래야만 임신이 성공적으로 이루어질 가능성이 높아지기 때문이다. 즉, 오르가슴은 여성들이 성행위를 즐기고 더 자주 성관계를 맺도록 만든다. 따라서 오르가슴을 경험하는 여성은 그러지 못한 여성에 비해 평균적으로 더 많은 자식을 낳을 수 있는 것이다.

_이상적인 남편감 가설 : 여성의 오르가슴 경험이 남편을 선택하는 하나의 수단이 된다는 주장이다. 이 가설은 여성이 오르가슴을 통해 자신과 자녀들에게 더 많이 헌신할 남성을 찾을 수 있다고 한다. 즉, 오르가슴을 잘 느끼게 만드는 남성일수록 여성의 욕망과 요구를 잘 이해하고, 장차 훌륭한 남편이자 좋은 아빠가 될 가능성이 높다는 것이다.

_부성확신가설 : 오르가슴이 남성에게 여성의 배우자로서의 가치를 알려준다는 주장이다. 이 가설은 오르가슴이 남성에게 모종의 신호를 보낸다고 여긴다. 즉, 오르가슴은 여성이 남성에게 만족하고 있음을 알리는 동시에 자신이 최고의 배우자임을 드러낸다. 이는 오르가슴이 여성의 성적인 정절을 남성에게 표시하는 역할을 하기 때문이다.

_정자보유가설 : 여성의 오르가슴이 정자를 자궁과 자궁경부로 끌어들여 수정 확률을 높인다는 주장이다. 성관계 때 남성이 내놓은 정자의 일부는 플로백이 되어 질 밖으로 배출된다. 플로백은 정액과 질액이 서로 혼합되어 만들어진 하얀 구슬로, 여기에는 정자

의 1/3가량이 들어 있다. 여성이 오르가슴을 느끼면 자궁내부의 압력이 상승하여 더 많은 수의 플로백이 자궁 안에 남게 된다는 것이다.

오르가슴의 메커니즘

여성이 오르가슴에 도달하기 위해서는 대체로 다음과 같은 조건이 전제된다. 사랑하는 마음과 클리토리스에 대한 적절한 자극. 이것이 충족되면 여성의 클리토리스에 연결된 혈관이 확장되면서 해면체 조직이 팽창하고 혈액 속으로 남성호르몬이 유입된다. 이때 남성의 피스톤 운동이 어우러지면 1~4분 내에 여성의 자궁에서는 수축이 일어나게 된다.

자궁이 수축하면 그 파장은 배의 중앙 부분을 따라 폐와 심장으로 전달된다. 이 과정에서 심장의 박동이 높아지면 곧 대뇌의 쾌락중추와 신경중추가 자극을 받게 된다. 이 순간 여성은 자신도 모르게 소리를 지르거나 잠시 동안 무의식 상태에 빠지고 만다. 이것이 바로 '작은 죽음(little death)'으로 불리는 오르가슴 현상이다.

여성의 오르가슴에 가장 중요한 역할을 하는 것은 클리토리스와 질이다. 남성의 성기가 피스톤 운동을 하면 소음순이 반복적으로 움직이게 된다. 이때 음핵표피 또한 함께 율동하면서 클리토리스에 자극을 주게 된다.

여성이 성적 쾌감을 느끼면 질의 바깥 부분과 항문 주변의 근육이 1초에 3~10회까지 파도치듯 수축된다. 그 속도가 서

여성이 성적 쾌감을 느끼면 항문 주변 근육이 1초에 3~10회까지 파도치듯 수축한다.

서히 빨라지다가 마침내 질 내부가 경직되는 듯한 상태에 빠지는 순간이 바로 오르가슴이다. 즉, 여성의 오르가슴은 클리토리스의 자극에서 시작되어 질의 수축에 의해 완성되는 것이다.

여성이 오르가슴을 느낄 때는 오르가슴 융기라는 현상도 함께 일어난다. 이는 질구 부근의 근육이 흥분하면서 서서히 부풀어 오르는 상태를 말한다. 여성의 성적 쾌감이 최고조에 이르면 오르가슴 융기 또한 수축하면서 전신에 퍼지게 된다.

남성은 마스터스와 존슨이 제시한 성반응 주기(성욕구 단계, 고조 단계, 절정 단계, 해소 단계)에 따라 단계적으로 반응한다. 사정을 마친 뒤 남성에게 더 이상 흥분되지 않는 불응기가 나타나는 것은 이런 까닭이다. 반면 여성에게는 성반응 주기가 서로 겹치며 나타난다. 따라서 여성은 한 번의 성반응 주기에서도 여러 번의 오르가슴을 경험할 수 있다.

하지만 여성의 오르가슴은 단지 육체적인 것만은 아니다. 그것이 몸과 마음의 상호작용에 의해 나타나는 복합적인 반응이기 때문이다. 따라서 여성은 삽입 섹스를 하지 않아도 오르가슴에 이를 수가 있다. 이를테면 꿈을 꾸다 오르가슴을 느끼거나 호흡 훈련 등을 통해서도 오르가슴을 느낄 수 있는 것이다.

1994년 미국에서 진행된 한 설문 조사에서는 다음과 같은 결과가 도출됐다. 독신 여성의 2/3 이상은 성관계 동안 오르가슴에 이르지 못한다. 반면 기혼 여성의 대략 75%는 보통 혹은 항상 오르가슴을 경험한다. 또한 오르가슴을 자주 느끼는 기혼 여성은 그러지 못하는 기혼 여성보다 결혼 생활에 더 행복감을 느낀다.

　영국 여성 6000명을 대상으로 실시된 또 다른 연구에서도 결혼과 오르가슴의 연관성은 확인된다. 남편과의 성관계에서 자주 또는 항상 오르가슴을 경험하는 여성 중 혼외정사에 관심을 보인 사람은 단 3%에 불과했다. 반면 오르가슴을 드물게 경험하는 여성 중 다른 남자와의 정사를 꿈꾸는 사람은 무려 10%에 이르렀다.

　이 조사에서 남편과의 잠자리에서 자주 오르가슴을 느끼는 기혼 여성의 94%는 신혼 때와 마찬가지로 여전히 남편을 사랑한다고 대답했다. 하지만 오르가슴을 드물게 느끼는 기혼 여성은 61%만이 같은 대답을 했다. 아마도 사랑과 오르가슴은 정비례하는 모양이다. 그녀들은 오르가슴을 자주 느껴서 행복한 걸까, 아니면 결혼 생활이 행복하기 때문에 오르가슴을 자주 느끼는 걸까?

오르가슴의 종류

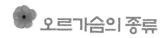

*클리토리스 오르가슴

　클리토리스 오르가슴은 여성들이 가장 빈번하게 느끼는 오르가슴의 형태이다. 거의 모든 여성이 클리토리스의 자극에 의해 흥분의 정점에 도달할 수 있다. 이때 여성들은 클리토리스에서 시작돼 온몸으로 성적 쾌감이 퍼져나가는 느낌을 받게 된다.

하지만 오르가슴의 강도가 항상 같은 것은 아니다. 피스톤 운동에 의한 마찰, 손에 의한 애무, 오럴섹스를 할 때 각각 그 쾌감이 다르기 때문이다. 가장 강렬한 극치감은 손에 의한 애무나 오럴섹스에서 얻게 된다고 한다.

클리토리스 오르가슴은 여성상위 체위에서 가장 얻기 쉽다. 그것이 클리토리스를 가장 잘 자극할 수 있는 자세이기 때문이다. 이때 큰 동작으로 피스톤 운동을 하는 것보다는 재빠르게 작은 동작을 반복하는 편이 더 도움이 된다.

클리토리스 오르가슴은 여성상위 체위에서 가장 얻기 쉽다.

✱G-스폿 오르가슴

G-스폿 오르가슴은 질 안쪽의 비교적 깊은 곳에서 느껴지는 깊고 은근한 오르가슴이다. G-스폿은 질구로부터 집게손가락이 2/3 정도 들어간 곳의 11시 방향에 위치한다. G-스폿은 여성에게 가장 강렬한 성적 쾌감을 불러일으키는 성감대 중의 하나이다. 따라서 이곳을 자극하면 평생 잊을 수 없는 강렬하고 독특한 오르가슴을 느낄 수 있다. 다만, G-스폿을 손으로 느끼려면 여성이 성적으로 흥분해 있어야 한다.

G-스폿 오르가슴을 얻기 위해서는 성기 삽입을 통한 직접적이고 강한 자극이 필요하다는 게 정설이다. 여성상위의 체위일 때는 거꾸로 앉은 승마 자세(여성이 남성의 발치를 보고 앉은 상태)에서 몸을 뒤로 젖힐 때 G-스폿이 효과적으로

자극된다. 남성상위 체위에서는 여성이 다리를 들어 올려 남성의 허리 부분을 죌 때 같은 결과를 얻을 수 있다. 이때 여성의 허리 아래 베개를 넣어 각도를 조절해 주면 더 좋다.

✱질 오르가슴

질 오르가슴은 질이 자극을 받을 때 느끼게 되는 오르가슴이다. 개인차는 있지만 질 오르가슴 또한 매우 강력한 성적 쾌감을 선사한다. 질 오르가슴은 클리토리스 오르가슴과는 그 느낌에 있어 상당한 차이가 있다. 이는 질 오르가슴이 G-스폿 오르가슴과 같이 하복부와 골반의 신경 경로를 통해 이루어지는 오르가슴이기 때문이다. 질 오르가슴에는 때때로 사정 현상이 동반되기도 한다.

질 오르가슴과 관련된 성감대는 질 안쪽 1/3까지의 지역과 질전정이다. 질전정은 요도구에서부터 질 개구부까지의 영역으로 이곳에는 말단신경과 감각기관이 집중되어 있다. 삽입 섹스를 하지 않아도 이곳에 대한 자극만으로 오르가슴에 도달하는 여성이 많다. 질 오르가슴 또한 여성상위의 체위에서 얻기 쉽고, 아이를 낳은 여성은 후배위도 좋은 자세라고 한다.

✱C오르가슴 / 자궁경부 오르가슴

자궁경부 주위에는 오목하게 파인 둥근 원 모양의 테가 자리하고 있다. 이곳이 바로 AFE존 또는 에피센터라고 불리는 중요한 성감대이다. 아마도 여성의 퇴화한 전립선이라고 하면 이해하기가 쉬울 듯하다.

C오르가슴은 이 AFE존에 대한 자극에서 비롯되는 오르가
슴이다. AFE존은 성적 자극을 받으면 격렬한 수축을 일으키
며 성적 쾌감을 선사한다. 다만, 클리토리스와 달리 오르가
슴을 겪은 후에는 성적 자극에 대한 민감도가 떨어진다. C
오르가슴 또한 하복부 신경 경로가 자극을 받을 때 일어난
다.

C오르가슴은 여성상위 체위에서 무릎에 체중을 싣거나 몸
을 좀 더 일으켜 세워 쪼그리고 앉은 자세에서 얻기 쉽다.
반면 남성상위 체위일 때는 여성이 다리를 들어 올려 남성
의 목에 걸쳐놓는 자세가 좋다. 이때 삽입이 깊게 되고 강한
압박을 줄 수 있기 때문이다.

*U포인트 오르가슴 / 요도 오르가슴

U포인트 오르가슴은 요도에 대한 자극에서 비롯되는 오르
가슴이다. 이 오르가슴은 요도 주변의 내분비선이 클리토리
스에 둘러싸여 있기 때문에 일어난다. 요도는 클리토리스 바
로 아래, 또 질구의 바로 위에 위치한다. 따라서 요도에 대
한 자극이 간접적으로 클리토리스에 전해지는 것이다. U포
인트 오르가슴은 삽입 섹스보다는 오럴섹스나 손에 의한 애
무에서 더 느끼기가 쉽다.

*혼합 오르가슴

혼합 오르가슴은 두 곳 이상의 성감대에 한꺼번에 자극이

가해질 때 느끼는 오르가슴이다. 예를 들어, 외음부 신경에 연결된 클리토리스와 골반신경에 연결된 G-스폿을 동시에 애무하면 여성은 매우 강렬한 오르가슴을 경험하게 된다. 이는 복수의 성감대가 자극을 받으면서 서로 다른 신경 시스템이 융합 작용을 일으키기 때문이다.

✳특수 성감대 오르가슴

특수 성감대 오르가슴은 1차 성감대 이외의 곳을 자극받을 때 나타나는 오르가슴이다. 이를테면 키스를 하거나 남성의 성기를 펠라티오(fellatio)하다가 느끼는 오르가슴을 말한다. 일부 여성은 입이나 목덜미, 허벅지 같은 성감대에 자극을 받을 때 오르가슴을 느끼곤 한다. 특수 성감대 오르가슴 역시 자궁과 질의 수축을 동반하는 전신 오르가슴의 형태를 띤다.

✳메가 오르가슴

메가 오르가슴은 비상식적인 성적 자극에서 비롯되는 매우 지독한 오르가슴이다. 성적 쾌감이 온몸을 관통해 깊은 충격을 느끼고 오랜 시간 지속된다는 특징이 있다. 심지어 몇 시간 동안이나 온몸을 떨면서 오르가슴을 느꼈다는 여성이 있을 정도다.

하지만 메가 오르가슴은 아주 극소수의 여성만이 경험할 수 있다. 그것이 항문성교나 격렬한 피스톤 운동, 질에 주먹을 삽입하는 피스팅과 같은 극단적인 성행위에서 비롯되기 때문이다. 또한 출산을 하는 사이 강렬한 극치감을 느꼈다는 여성도 있다. 다만, 메가 오르가슴을 겪은 여성은 현실로 돌아오는 과정에서 극심한 허탈감과 함께 근육통과 같은 육체적 고통을 겪는다고 한다.

*유두 오르가슴

여성은 유두에 대한 자극을 통해 얼마든지 오르가슴을 느낄 수 있다. 심지어, 아기에게 젖을 먹이다 오르가슴을 느낀 여성이 있을 정도이다. 하지만 유두 오르가슴을 누구나 느낄 수 있는 것은 아니다. 여성 100명 중 1~2명만이 한 번 이상의 유두 오르가슴을 경험한다고 알려져 있다.

어쨌든, 중요한 것은 유두에 대한 애무가 여성의 성감을 크게 높인다는 사실이다. 실제로 유두의 자극이 질로 전달된다는 여성도 적지 않다. 이는 유두 자극이 오르가슴의 강도를 높여주기 때문일 것이다. 모유 수유를 하면 늘어난 자궁이 빠른 속도로 회복된다는 것도 하나의 증거가 된다.

유두를 애무할 때는 입술로 깨물거나 살짝 잡아당겨도 좋고 큰 원을 그리며 부드럽게 쓰다듬어도 좋다. 다만, 어떤 경우든 자극의 강도를 천천히 높여가는 것이 효과적이다.

*여성 사정

여성도 오르가슴을 느낄 때 사정을 한다. 하지만 요도 사정은 오르가슴과 큰 관련이 없다. 성관계 때 요도 주변의 신경 자극에 의해 요도 괄약근이 약해지면서 소변이 흐르는 증상이기 때문이다. 반면 질 사정은 오르가슴과 밀접한 관련을 갖는다. 오르가슴에 도달한 여성의 자궁과 질 근육이 수축하면서 세포 사이에서 수분과 애액이 배출되는 현상이기 때문이다. 여성 사정은 개인에 따라 항상 하기도 하고 가끔 하기도 하고 전혀 안 하기도 한다.

TIP 성적 욕망

여성의 성욕은 전기 오븐과 같아서 천천히 뜨거워지고 또 천천히 식는다. 여성의 성욕은 평균적으로 서서히 증가하여 36~38세가 되면 최고조에 이른다. 나이 든 여성과 젊은 남성의 사랑이 일종의 신드롬처럼 유행하는 것도 바로 그 때문이다. 일반적으로 19세 남성의 성적 능력은 30대 후반에서 40대 초반의 여성과 잘 어울린다.

남성의 성욕은 전자레인지와 같아서 순식간에 뜨거워지고 또 순식간에 차갑게 식는다. 10대 후반에서 20대 초반에 최고조에 달했던 남성의 성욕은 그 뒤 남성 호르몬인 테스토스테론 수치의 하락과 함께 점차 하락한다. 하강기에 접어든 40대 남성의 성욕은 조금씩 상승하기 시작하는 20대 초반 여성의 그것과 잘 어울린다. 남성의 갱년기는 여성에 비해 다소 행복하다. 갱년기를 맞으면 여자는 몸무게가 늘고 얼굴이 자주 붉어진다. 반면 남성은 젊은 여성과 어울리고 오토바이를 탄다.

166

여성의 성욕은
천천히 뜨거워지고
천천히 식는다.

체크리스트_부부 애정 점검표

행복하게 백년해로를 하기 위해선 가끔씩 두 사람의 관계를 점검하고 수정하는 것이 필요하다. 부부 애정 점검표에 해당되는 항목의 점수를 더해보면 부부간의 문제점과 해결책을 알 수 있을 것이다.

* 남편(아내)이 과중한 업무를 핑계로 평소 귀가 시간보다 훨씬 늦게 돌아왔다. 그런데 저녁 시간에 회사에 전화를 했더니 남편(아내)은 벌써 퇴근했다는 말을 들었다. 당신의 반응은?
  A. 상대를 의심하며 심한 논쟁을 벌인다. (0점)
  B. 왜 거짓말을 했는지를 물어보며 대화를 한다. (5점)

* 만일 남편(아내)이 밤에 혼자 외출하겠다고 하면 어떻게 하겠는가?
  A. 즐겁게 지내다 오라고 말한다. (5점)
  B. 토라진다. (1점)

* 남편(아내)의 친구들과는 어떤 관계인가?
  A. 남편(아내)의 친구들은 곧 나의 친구이기도 하다. (5점)
  B. 몇 명은 마음에 안 들지만 그냥 받아들인다. (3점)
  C. 하나같이 마음에 안 들어서 무시하고 있다. (0점)

* 부부싸움은 얼마나 자주 하는가?
  A. 거의 하지 않는 편이며 하더라도 금방 화해한다. (5점)
  B. 자주 하는 편이어서 원칙 논쟁을 많이 한다. (0점)

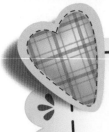

* 쇼핑이나 축구를 좋아하지 않지만 상대가 원하면 함께 가 주겠는가?
  A. 남편(아내)이 기뻐한다면 흔쾌히 따라가겠다. (5점)
  B. 계속 투덜거려서 상대가 혼자 가도록 만든다. (1점)

* 당신에게 있어서 부부관계란?
  A. 인간이란 혼자 살아갈 수 없는 동물이기 때문에 중요하다. (0점)
  B. 남편(아내)은 내 인생의 중요한 부분이다. (5점)

* 부부동반으로 참석한 모임에서 남편(아내)이 다른 사람(이성)과 유쾌
  한 듯 한동안 대화를 나눈다면 당신의 반응은?
  A. 나도 대화를 나눌 이성을 물색한다. (1점)
  B. 팔짱을 끼고 남편(아내)의 대화에 끼어든다. (5점)
  C. 모임이 끝난 뒤 남편(아내)에게 불쾌감을 드러낸다. (3점)

168

* 성생활에 대한 만족도는?
  A. 100% (5점)
  B. 좀 더 횟수를 늘리고 변화를 주는 것도 나쁘지는 않겠다. (1점)

* 남편(아내)이 바람피운 것을 알았다면?
  A. 그 사실을 안 즉시 이혼을 고려한다. (1점)
  B. 상처를 받겠지만 그래도 상대를 돌이켜 보려 대화로 노력해 보겠다.
    (5점)

* 부부가 같은 일로 함께 웃는가?
  A. 우린 늘 함께 웃는 편이다. (5점)
  B. 남편(아내)은 나의 유머를 이해하지 못한다. (1점)

* 상대가 새로운 체위를 제안한다면 당신은?

  A. 의심하며 어디서 그런 것을 알게 되었는지 묻는다. (0점)

  B. 성생활에 새로운 활력소를 불어넣으려고 노력하는 상대를 가상히 여긴
    다. (5점)

* 자동차를 구입하려고 할 경우 선택권은 누구에게 있는가?

  A. 모든 경제적인 문제는 의논해서 함께 결정한다. (5점)

  B. 큰 액수의 물건을 구입할 때는 항상 돈을 더 많이 버는 쪽이 결정권을
    갖는다. (0점)

▶ 점수별로 본 당신은?

★ 파란색 신뢰형: 60~40점

  당신의 부부관계는 극히 이상적이다. 사랑과 믿음이 바탕이 된 부부로 대화도

  충분히 나누는 편이며 공통의 관심사도 많다. 백년해로에 전혀 문제가 없다.

★ 황색타입형: 39~20점

  노력만 하면 얼마든지 좋은 부부가 될 수 있다. 당신에게 필요한 것은 파트

  너와의 대화를 통한 타협이다. 부부관계도 일방적인 것이 아니라 '기브 앤드

  테이크give and take'라는 사실을 염두에 두자.

★ 적색 위험형: 20점 이하

  신뢰감이 전혀 존재하지 않으며 인내란 단어가 어색하기만 한 부부이다.

  처음부터 다시 시작하는 마음으로 부부관계를 개선하거나 그것이 자신 없으

  면 각자의 인생을 가는 것도 최후의 방법일 것이다.

〈출처: 독일 일간지 빌트〉

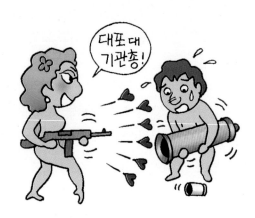

모든 남성은 성기 삽입을 시작한 지 오래지 않아 절정에 다다른다. 하지만 방법을 익히면 삽입 후 얼마든지 그 시기를 연장할 수 있다. 여성은 대개 남자보다 절정에 이르는 시기가 늦다.

하지만 자극이 시작된 지 3~7분 사이에 오르가슴을 경험하는 여성도 있다.

남성과 여성의 오르가슴은 완전히 다르다. 남성과 여성 모두는 오르가슴을 위한 두 개의 신경 경로를 가지고 있다.

외음부 신경 경로와 골반 신경 경로가 그것이다. 하지만 그 신경 경로와 연결되어 있는 기관이 서로 다르다. 따라서 여성과 남성은 전혀 별개의 오르가슴을 경험하게 된다.

🌸 G-스폿 이야기

*G-스폿의 발견

G-스폿은 독일의 의사 에른스트 그레펜베르크 (Grefenberg)가 처음으로 발견했다. 1940년대, 그는 여성 오르가슴의 본질에 관해 연구하다 질 위에 있는 요도관이 남근과 비슷한 발기 조직에 둘러싸여 있다는 사실을 알게 됐다.

그레펜베르크는 G-스폿이 "주요한 성감대로서 클리토리스보다 더 중요한 역할을 할지도 모른다"고 생각했다. 이런 이유로 그는 남성상위의 체위에 대해 부정적인 반응을 보였다. 그것이 일반적인 성행위의 자세로 자리 잡으면서 G-스폿의 의미가 퇴색되었다고 보았던 것이다. 그는 G-스폿을 자극하는 다른 체위에서 여성들이 질 오르가슴에 더 쉽게 도달할 수 있다고 믿었다.

하지만 그레펜베르크는 G-스폿을 단지 '성감대'라고만 불렀다. G-스폿이라는 명칭은 미국의 성의학자인 존 D. 페리와 비벌리 위플이 발견자의 이름에 착안해 붙인 이름이다. 그들은 1980년에 G-스폿을 비디오로 촬영하여 일반에 공개했고, 이로 인해 G-스폿이란 명칭이 세상에 널리 알려지게 됐다. G-스폿은 그레펜베르크 스폿(Grefenberg spot)의 줄임말이다.

*G-스폿은?

G-스폿은 때때로 '여신의 스폿'이라는 로맨틱한 이름으로 불린다. G-스폿은 동전만 한 크기로 질구에서 4~5cm 정도 들어간 질 내벽 윗부분에 위치하는 극도로 민감한 부분이다. 여성이 성적으로 흥분하면 발기 조직인 G-스폿이 부풀어 오르면서 내부에서 볼록 튀어나오게 된다.

G-스폿은 부드럽고 물결 모양의 주름이 잡힌 조직으로 이루어져 있다. 그런데 G-스폿은 육안으로 관찰이 불가능하다. 이는 G-스폿이 복부 쪽의 질 안쪽 벽에 위치하고 있기 때문이다. 하지만 여성들 중에는 G-스폿에 자극을 받으면 사정을 하는 사람도 있다.

하지만 G-스폿에 대한 여성들의 반응은 각각 다르다. 질과 G-스폿의 자극이 비슷하게 느껴지는 여성이 있는가 하면 이루 말할 수 없는 극치감을 느끼는 여성도 있기 때문이다. 실제로 G-스폿은 여성의 40% 정도에서만 발견된다는 통계가 있다.

*G-스폿과 여성 운동

처음으로 G-스폿에 대한 논의가 제기됐을 때 저명한 성의학자들은 대체로 그것의 존재 자체를 부인했다. 하지만 시간이 흐르면서 G-스폿의 존재를 인정하는 것이 자신들의 이익에 부합한다는 사실을 깨달은 의사들은 G-스폿을 인정하기로 마음을 바꿨다.

G-스폿에 대한 논란에는 또한 정치적인 요소도 개입되었

다. 여성 운동가들은 G-스폿에 대한 자극으로 오르가슴에 도달할 수 있다는 것에 크게 반발했다. 그녀들이 클리토리스를 통한 오르가슴만이 올바른 오르가슴이며 그 밖의 오르가슴은 모두 여성 차별적이라고 생각했던 탓이다.

하지만 세상은 많이 변했다. 요즘에는 여성들이 G-스폿 성형, 즉 양귀비수술을 일반적으로 받고 있다. 이 수술을 통해 여성들은 좀 더 쉽게 오르가슴을 느낄 수 있다. 이제, 여성도 자신의 성적 권리를 충분히 누리는 시대가 된 것이다.

*P-스폿

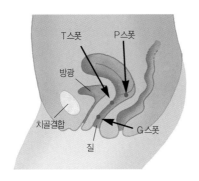

G · T · P 스폿의 위치

인도의 시아막 박사는 G-스폿에 대해 반론을 제기했다. 그는 《카마수트라》를 인용하면서 G-스폿은 질 점막에 위치하는 것이 아니라 질과 요도의 중간 부분에 위치한다고 주장한다. 이곳은 애액이 가장 많이 흐르는 곳으로 자극을 받으면 부풀어 오르는데 인도에서는 그 형상을 푸르나칸드라(Poornacahndra, 만월)에 비유한다고 한다. 따라서 G-스폿이 아니라 P-스폿이라는 주장이다.

사실 오늘날까지도 일부 학자들은 아예 G-스폿의 존재를 부인하기도 한다. G-스폿 오르가슴은 질과 자궁 그리고 골반근육들이 동시에 수축하는 현상일 뿐이라는 것이다.

TIP 비아그라

비아그라는 여성의 성기능 개선에도 효과가 있다. 이는 비아그라가 외음부의 혈류를 증가시켜 성기능을 개선시키는 역할을 하기 때문이다. 실제로 외음부의 혈류 감소는 불감증의 중요한 원인 중 하나이다. 여성이 성적으로 흥분할 때 외음부에 혈액이 몰려든다는 사실을 상기하자.

어떤 이유에서든 혈류 장애는 곧 불감증으로 이어진다. 실제로 혈관과 관련된 병인 고혈압, 당뇨, 콜레스테롤혈증, 동맥경화 등은 여성 불감증의 주요 원인 중 하나이다. 그러니 약을 먹기 전에 먼저 생활 습관을 바꾸거나 운동을 해보는 게 어떨까. 팁 하나. 긍정적인 사고 또한 질환 개선에 큰 도움이 된다.

🌸 양귀비수술

G-스폿은 여성의 질구로부터 4~5cm 정도의 깊이 그리고 11시 방향에 존재한다. G-스폿은 잘 만져지지 않지만 성적으로 흥분하면 커지는 특징이 있다. 이곳을 자극받으면 여성들은 방광이 비어 있어도 마치 소변이 나올 것 같은 충동,

즉 사정감을 느낀다.

양귀비 수술은 G-스폿 부위의 진피층에 일종의 인공 혹을 만드는 수술이다. 이를 통해 여성은 성관계 때 최고의 만족감을 느낄 수 있다. 양귀비수술은 성적 만족을 얻고 싶거나 오르가슴 장애가 있는 여성 모두가 대상이다.

G-스폿은 여성의 질구로부터 4~5센티미터 정도의 깊이의, 11시 방향에 존재한다.

*G-스폿 성형이 필요한 경우

- 성감이 약하거나 불감증이 있어 오르가슴을 못 느낀다.
- 오르가슴을 느끼긴 하지만 지속되지가 않는다.
- 오르가슴에 도달하는 시간을 단축해서 섹스 만족도를 높이고 싶다.
- G - 스폿 부위가 지속적으로 자극되지 않는다.
- 섹스 만족도를 높이고 싶지만 선뜻 질 성형을 받을 용기가 없다.

*수술 방법

G-스폿은 여성의 질 속에 숨어 있는 최고의 성감대 중 하나이다. 양귀비수술의 목표는 이 G-스폿을 도톰하게 하여 여성이 보다 쉽게 오르가슴을 느끼도록 하는 데 있다. 즉, G-스폿 부위의 진피층에 특수 보형물, 즉 인공 혹을 만들어서 성행위 때 보다 강한 성적 자극을 받을 수 있도록 하는 수술이다.

양귀비수술은 G-스폿 부위의 진피층에 일종의 인공 혹을 만드는 수술이다.

양귀비수술은 레이저 장비와 특수 재료를 사용해 세심하게 시술된다. 따라서 수술 후 불편감이 별로 없고 성관계 때 충분히 만족감을 얻을 수 있다. 또한 숙련된 전문의가 시술하므로 부작용이 거의 없다. 수술 후 프로그램에 참여하면 보다 만족스러운 결과를 거둘 수 있다.

*동반 수술

질이 늘어져 있으면 G-스폿을 복원한다 해도 만족스러운 성적 쾌감을 얻기 어렵다. 따라서 양귀비수술을 할 때는 이쁜이수술을 함께 받는 것이 효과가 더 크다. 한편, 양귀비수술은 여성의 성적 쾌감을 위한 수술이다. 반면 이쁜이수술은 여성뿐 아니라 남성의 만족감까지 크게 높여 주게 된다. 따라서 두 가지 수술을 병행하면 보다 행복한 부부생활이 가능해진다.

*수술 시간

사람에 따라 다르지만 대략 20분에서 40분 정도 소요된다. 수술 뒤 바로 직장생활이나 일상생활이 가능하다.

*수술 뒤의 경과

- 약 _ 수술 후 며칠간 약을 복용해야 한다.
- 청결 _ 하루 1회 정도 좌욕을 해 주면 좋다.
- 회복 _ 수술 뒤 3~4주가 지나면 회복된다. 이때부터 성관계가 가능하다.
- 사후 프로그램 _ 수술 후 치료 프로그램을 받으면 더 큰 효과를 볼 수 있다.

- 내원 _ 집이 멀거나 시간이 없을 경우 다시 병원에 오지 않아도 된다.
- 부작용 _ 수술 후 얼마 동안 뻐근함이나 약간의 출혈, 혹은 진물(분비물)이 나올 수 있다. 상처가 회복되는 과정에서 나타나는 정상적인 증상이므로 걱정할 필요는 없다.

TIP 오럴섹스 상식

*오럴섹스가 뭐야?

오럴섹스는 말 그대로 입으로 이성의 몸을 자극하고 자극 받는 행위이다. 흔히, 혀나 입술을 이용해 섬세한 사랑의 자극을 전하는 오럴섹스는 가장 자극적인 섹스의 방식으로 여겨진다. 진짜 상대방을 사랑하지 않는 한 하기 어렵기 때문이다.

*더럽지는 않나?

많은 여자들은 오럴섹스를 더러운 것으로 생각해 꺼린다. 용변을 볼 때 사용할 뿐만 아니라 수시로 다양한 분비물이 흘러나오니 말이다. 하지만 걱정할 필요는 전혀 없다. 인간의 몸에서 나오는 정상적인 분비물은 모두 먹어도 될 만큼 깨끗하다. 1%의 호기심이라도 있다면 일단 한 번 부딪쳐 보자.

*정액을 먹어도 괜찮은가?

별로 걱정할 일은 아니다. 정액은 입으로 들어가는 순간 그저 맛이 별로 없는 고단백 식품일 뿐이다.

참고로 정액을 삼키는 일은 남성을 매우 흥분하게 만든다. 여성

혀나 입술을 이용한 오럴섹스는 가장 자극적인 섹스의 방식이다.

에게는 물론 고역이지만 말이다.

*오르가슴

오럴섹스는 여성의 불감증 치료에도 큰 도움이 된다. 불감증으로 고통 받는 여성들 중 상당수는 오럴섹스만으로도 오르가슴에 도달할 수 있다.

*살살 하자

여성이든 남성이든 성기는 아주 민감하고 부드러운 기관이다. 이 부분을 자극할 때는 신중하고 부드럽게 해야 한다. 오럴섹스에서 가장 중요한 것은 입술 힘의 조절이다. 귀두나 고환처럼 연약한 부위는 혀로 최대한 부드럽게 애무한다. 음경의 뿌리 부분은 입술로 강하게 눌러주는 것이 기본 테크닉이다. 고환과 성기, 회음부도 한 번씩 손과 입으로 문질러주는 센스를 발휘해 보자. 사랑하는 남편에게 선물 주는 셈 치고 말이다.

*오럴섹스와 법

재미있게도, 중세에는 오럴섹스를 하다 적발된 경우 7년의 징역형을 내리는 법이 있었다. 지금도 미국의 23개 주와 워싱턴 DC, 군대에서는 오럴섹스가 불법이다. 포르노 영화의 천국인 미국에 그런 법이 있다니 다소 황당하기도 하다. 더구나, 미국의 전 대통령인 빌 클린턴은 전 세계에 오럴섹스를 널리 알린 장본인이 아니던가.

Chapter 7

중년의 불청객, 요실금

- 황혼의 부부생활, 삶의 질을 높인다

중년의 불청객, 요실금

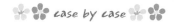

case by case

기억에 남는 편지

안녕하세요?

지난 5월 요실금수술과 이쁜이수술을 함께 받은 용산의 장미경 (가명)입니다.

원래 저는 요실금이 너무 심해서 장거리 여행은 꿈도 못 꾸었지요. 하지만 '40대 초반에 무슨 요실금수술을?' 하는 생각에 할까 말까 고민만 했죠.

아이를 두셋 낳으면 20대 후반에도 요실금이 올 수도 있는 건데…

'왜 진작 수술을 하지 않았을까?' 하고 후회할 만큼 수술은 너무 잘 되었답니다.

여자들만 겪는 요실금의 고통에서 해방되어 너무 감사한 마음이에요. 또한 이쁜이수술도 함께 받을 수 있어 참 좋았습니다.

줄줄 새는 중년을
벗어나고 싶다면
요실금 수술을 고려하라.

'수술을 따로따로 받아야 하나, 그럼 입원도 해야겠지' 하며 망설였거든요.

사실 아이를 낳은 뒤로는 내가 이렇게 늙어버렸나 싶어 때때로 허무하기까지 했어요.

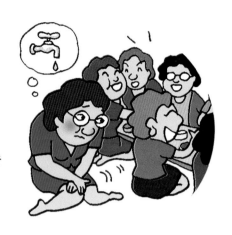

남편이 저와의 부부관계에 실망하는 게 느껴질 정도였으니까요. 그리고 어느 순간부터 차츰 횟수가 줄어들었지요.

신혼 때는 마치 드라마에서처럼 밥상도 치우지 않고 일을 벌이곤 했었는데…

이제 저와 남편은 마치 청춘으로 돌아간 듯 사이가 좋아졌어요. 잠자리 횟수도 부쩍 늘었고요.

수술하는 날은 아침 일찍 가느라 애를 많이 먹었지요.

환하게 웃는 얼굴로 병원 문을 열어 주시던 모습이 떠오릅니다.

병원 문을 열기도 전에 도착해서 30분이나 기다렸거든요.

수술하면 하는 거지 후기는 뭐 하러 쓰나 하면서도 다른 사람들 후기를 열심히 읽곤 했는데…

이제야 왜 수술 후기를 쓰는지 그 이유를 알 것 같습니다.

원장님, 상담해주신 실장님, 간호사 언니들… 고맙습니다.

더욱더 발전하는 여성병원이 되어 주세요.

2007. 9. 14. 용산에서

_생리주기가 일정해진다 : 정기적으로 성행위를 하는 여성은 생리주기가 더 일정하다. 이때 임신, 피임, 출산 등에 대비하기 쉽게 돼 심리적 안정감을 얻을 수 있다.

_노화를 방지한다 : 매주 3회 이상 성관계를 맺는 사람은 그러지 않는 사람보다 평균 10년(남자 12년 1개월, 여자 9년 7개월) 정도 더 젊다고 한다. 이는 성행위 때 분비되는 성장 호르몬이 체지방을 줄이고 근육을 늘려주기 때문이다. 심지어, 오르가슴과 사정 직전에는 노화 방지 호르몬인 DHEA의 혈중 농도가 평소의 5배에 이른다고 한다.

_면역력이 높아진다 : 1주일에 한두 차례 성행위를 하면 감기나 독감 등 호흡기 질환에 걸릴 확률이 낮아진다. 이는 면역 글로불린 A의 분비량이 증가하기 때문이다.

_피부가 좋아진다 : 오르가슴은 혈액 순환을 촉진할 뿐 아니라 여성 호르몬인 에스트로겐의 분비를 높여준다. 에스트로겐의 수치는 피부 상태에 큰 영향을 미친다. 따라서 이것이 증가하면 피부가 윤기 있고 매끄러워지게 된다. 에스트로겐의 분비는 머리카락을 증가시키는 역할도 동시에 한다.

_뼈가 튼튼해진다 : 성행위 때는 에스트로겐의 분비가 평소보다 2배 활성화된다. 에스트로겐은 피부 노화를 더디게 할 뿐만 아니라 칼슘 흡수율을 높여주어 뼈를 튼튼하게 한다. 이로 인해 골다공증이 예방되고 갱년기 증상도 완화시킬 수 있다.

_스트레스가 해소된다 : 엔도르핀의 증가는 스트레스를 해소한다. 만병의 근원인 스트레스를 해소하기 위해서는 긴장된 근육을 이완

시키는 일이 필요하다. 성행위는 근육 이완에 가장 좋은 방법 중 하나이다.

  _진통 효과가 있다 : 성행위는 편두통을 비롯한 각종 통증과 요통을 완화시켜 준다. 이는 절정의 순간과 그 직전에 분출되는 엔도르핀과 자궁 수축 호르몬인 옥시토신 때문이다. 엔도르핀과 옥시토신은 통증을 잊게 하는 강력한 자연 진통제다.

턴 오브 라이프(Turn of Life)

  여성은 남성을 유혹하기 위해 스스로를 가꾼다고도 할 수 있다. 이를테면 여성은 화장을 하고 관능적인 옷을 입고 섹시한 행동을 한다. 이는 여성성을 극대화시켜 남성의 시선을 자신에게 묶어두려는 본능적인 전략이다. 이때 남성과의 관계가 유지되고 지속적인 애정과 도움을 얻을 수 있기 때문이다.

  물론, 이것은 단지 신혼부부에게만 해당하는 이야기가 아니다. 나이가 든다고 해서 여성의 존재 의미까지 상실되는 건 아니기 때문이다. 하지만 시간 앞에는 장사가 없다. 아무리 예쁘고 섹시한 여성도 세월 앞에서는 어쩔 수가 없는 법이다.

  여성은 보통 아이를 낳은 직후나 모유 수유를 할 때 여성 호르몬 수치가 감소한다. 그리고 갱년기가 되었을 때 여성에게는 다시 한 번 이런 현상이 일어난다. 이 시기, 여성의 몸에는 그때까지 경험하지 못한 심각한 변화가 수반된다.

여성에게 노화가 찾아오면 가장 먼저 여성호르몬인 에스트로겐의 혈중 농도가 낮아진다. 이는 중년 여성에게 생리불순과 생리주기의 단축, 성적 흥분 장애, 오르가슴 장애와 같은 고난을 선사한다. 동시에 남성호르몬인 테스토스테론의 분비마저 줄어들면서 성욕까지 저하되는 이중고를 겪게 된다. 더구나 이 무렵 여성의 외성기는 볼품없이 위축되고 만다. 외성기의 혈액순환에 문제가 생기기 때문이다. 또한 질이 노화되면서 클리토리스의 감각이 무뎌지고 질벽은 얇아지며 질액의 분비량도 적어지는 일이 벌어진다. 이는 질염, 방광염 같은 염증성 질환의 원인이 되고 심한 경우 성교통까지 초래한다.

이게 다일까? 아니다. 여성의 갱년기를 뒤쫓는 증상은 이루 말할 수 없을 만큼 많다. 우울증, 기억력 감퇴, 정서 불안, 의욕 상실, 가슴이 뛰는 현상, 골다공증, 잦은 오한과 발열, 안면 홍조, 온몸이 쑤시는 듯한 통증과 무기력증…. 이렇듯 갱년기 여성의 몸의 변화는 그 마음에까지 몹쓸 고질병을 전염시킨다.

흔히 여성들은 이때 인생에 대한 회의를 느끼곤 한다. 매사가 시큰둥하고 꼼짝하기 싫으며 작은 일에도 눈물이 나고 억울한 기분이 드는 것이다. 어쩌면, 이는 자신의 여성성을 송두리째 잃고 말았다는 비애감이 아닐까?

지금까지 갱년기는 여성이 젊음을 잃고 노년기로 넘어가는 과도기로 여겨져 왔다.

다시 말해, 갱년기는 곧 여성이 인생의 뒷전으로 물러설 준비를 하는 시간으로 이해되었던 것이다. 하지만 지나치게 의기소침해 있을 필요는 없을 듯하다. 20세기 초반 겨우 40~50세에 불과했던 한국인의 평균 수명은 올해 거의 80세에 육박했다. 더구나 인간의 수명은 점점 더 늘어나 120세까지 가능하다는 것이 통설이다. 여성이 평균 50~52세에 폐경이 된다는 걸 감안하면 갱년기라고 해 봐야 이제 서드 에이지(third-age)에 당도했을 뿐이다.

미국의 사회학자 윌리엄 새들러는 《서드 에이지》라는 책에서 인생 주기를 4단계로 나눴다.

첫 번째 연령기(first-age)는 태어나서 청년기까지, 두 번째 연령기(second-age)는 직장을 잡고 가정을 이루는 20~30대, 세 번째 연령기(third-age)는 중년기에 접어든 40세 이후의 30년, 네 번째 연령기(fourth-age)는 삶을 마무리하고 늙어가는 노년기라는 것이다.

그는 인생의 주기 중 현대사회에서는 서드 에이지가 가장 중요하다고 한다. '장수 혁명'에서 비롯된 서드 에이지야말

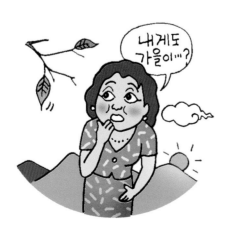

로 '2차 배움과 성장을 통해 자기실현을 추구하는 30년의 보너스'라는 것이다. 이것이 의미하는 바는 무엇일까? 갱년기는 뒷전으로 물러날 준비를 하는 때가 아니라 오히려 새로운 인생을 추구하고 도전해야 할 시기라는 것이다.

갱년기의 영어는 클라이맥터릭(climacteric), 혹은 관용적 표현인 '턴 오브 라이프(the turn of life)'이다. 언뜻 봐도 매우 멋진 표현이지 않은가. 갱년기라는 말에 드리워진 우울의 그림자를 걷어내고 인생의 새로운 전환을 지향하는 자세가 필요하다. 그리고 당신이 마음먹기에 따라서 앞으로도 오랫동안 남성의 사랑을 듬뿍 받는 여성이 될 수 있다.

 TIP 폐경

폐경이라는 단어는 '달(month)'과 '멈춤(cease)'을 의미하는 두 희랍어에서 유래됐다. '마지막 생리'라는 뜻의 폐경은 여성이 노화되면 당연히 찾아오는 현상이다. 초경은 여성이 임신할 수 있게 되었음을 알리지만 폐경은 여성이 이제 더 이상 임신할 수 없음을 알린다.

여성의 80%는 44세에서 52세에 자연스럽게 폐경이 되고 이는 49세 때 절정에 달한다. 다만, 초경이 그런 것처럼 폐경의 시기 또한 사람마다 차이가 있다. 보통, 초경이 일찍 시작된 사람이 폐경도 빨리 오는 경우가 많다고 한다.

폐경 시기는 난포가 소모되는 속도에 따라 다르다. 여성이 처음 생리를 할 때 난소에서 난자를 만드는 난포의 수는 약 38만 개 정도가 된다. 이 난포는 성숙한 난자 한 개를 배란하기 위해 여러 개가 한꺼번에 소모된다. 이 난포가 모두 없어지면 더 이상 배란이 없는 폐경이 되는 것이다.

난포는 여성의 2차 성징을 나타내는 에스트로겐과 배란 후 황체에서 분비되어 자궁내막을 보호하는 프로게스테론이라는 여성호르몬을 분비한다. 따라서 폐경이 되면 이 두 가지 여성호르몬도 결핍되게 된다.

요실금과 삶의 질

요실금은 자신의 의지와 상관없이 때와 장소를 불문하고 소변을 지리는 증상을 말한다. 이런 요실금은 여성만의 질환은 아니다. 성인 남성의 1.4~5.7%가 요실금을 경험하기 때문이다. 하지만 요실금은 여성에게 그 빈도가 훨씬 높게 나타난다. 성인 여성의 30%, 65세 이상 여성의 40~50%가 요실금 증상을 겪는다니 말이다.

주로 여성에게 요실금이 나타나는 원인은 무엇일까? 이는 여성이 남성보다 요도 길이가 짧고 임신과 출산의 임무를 떠맡고 있기 때문이다. 15cm가 넘는 남성에 비해 여성의 요도는 그 길이가 4cm에 불과하다. 이런 이유로 여성은 소변을 오래 참기가 어렵다. 또한 여성의 임신과 출산은 방광에 무리한 압박을 가해 좋지 않은 결과를 초래한다. 게다가, 여성은 폐경 이후에 호르몬의 균형이 깨지면서 골반근육과 요도괄약근의 기능이 점차 약해지게 된다.

요실금은 가정불화의
한 원인이 되기도 한다.

대수롭지 않게 생각하기 쉽지만 요실금은 여성의 삶의 질을 크게 떨어뜨리는 훼방꾼이다. 일상생활을 제대로 할 수 없을 만큼 큰 불편이 따르기 때문이다. 실제로, 요실금이 있는 여성들은 한순간도 방심을 할 수가 없다. 언제 어느 상황에서 소변이 샐지 알 수 없기 때문이다. 결국 그녀들은 대중교통을 이용한 여행이나 등산과 자전거 타기 같은 간단한 운동마저도 할 수 없는 상황에 처하고 만다.

더불어 요실금은 여성들로부터 금쪽같은 시간을 도둑질한다. 여성은 남성에 비해 용변을 보는 시간이 두 배나 된다. 하루에 수십 차례나 화장실을 들락거린다고 가정해 보자. 이 만저만한 시간 낭비가 아닐 수 없다.

더 심각한 것은 그것이 가정불화의 원인이 된다는 점이다. 요실금이 있는 여성에게는 대개 질 이완증이 수반된다. 심지어는 성관계 중에 자기도 모르게 실수를 하기도 한다. 이런 일을 겪는다면 성적 만족은 고사하고 여성으로서의 자존심에 커다란 상처를 입을 수밖에 없다. 이런 탓에 적지 않은 여성들은 아예 남편과의 성관계를 거부하기도 한다.

물론 이는 곧 '여성에게 있어서의 단 하나의 비극'으로 연결되기 쉽다. 〈뉴욕타임스〉의 칼럼리스트인 테레사 리오단의 언급처럼 '늙는 게 아니라 남자를 잃는 일'로 말이다. 남성은 여성의 몸의 변화에 매우 민감하게 반응하는 생물이다.

아내를 이해하기는커녕 밖으로 나돌 궁리나 하지 않으면 다행이지 않을까.

사정이 이런데도 요실금을 병으로 여기고 치료받는 여성은 한해에 7000여 명에 불과하다. 이는 많은 여성들이 요실금을 부끄러워하거나 대수롭지 않게 생각하기 때문이다.

사실 요실금은 비교적 쉽게 치유할 수 있는 질환이다. 다만 치료 시기를 놓치면 호미로 막을 걸 가래로 막는 일이 벌어질 수 있다. 약물 복용과 운동만으로 충분히 치료가 가능한데 굳이 수술대에 오를 필요가 있겠는가. 요실금 증상이 느껴질 때 가능한 한 빨리 상담을 받아야 하는 건 이런 이유에서다.

TIP 나이와 성생활

결혼한 부부는 시간이 흐를수록 서로에게 성적으로 덜 열중하게 된다고 한다. 아내가 19세보다 어리면 한 달에 대략 11~20번쯤 성관계를 갖는다고 한다. 하지만 30세에 이르면 횟수는 9번으로 감소하고, 42세가 되면 한 달에 6번으로 감소한다. 50세가 넘으면 평균 성관계 횟수는 일주일에 1번으로 떨어진다.

또한 일주일에 적어도 1번씩 성관계를 하는 부부의 비율은 30대에서는 거의 80%였다가 60대에서는 대략 40%로 감소한다. 성적 만족감 또한 비슷하게 감소한다. 30대에는 40% 정도의 부부들이 성생활에 만족감을 표명하지만 60대가 되면 그 비율은 20%로 떨어진다.

이는 아내의 신체적 변화와 다소 관련이 있는 것처럼 보인다. 아내가 나이가 들어감에 따라 남편이 느끼는 성적 흥미와 성행활의 만족도가 크게 떨어지기 때문이다. 이런 현상은 아내의 외모가 급전직하했다고 느끼는 남편들에게서 특히 두드러지게 나타났다. 이는 아내의 외모에 남편이 매우 민감하게 반응한다는 방증이다.

한편 아이의 출생도 부부간의 성관계 횟수에 커다란 영향을 미친다. 아이가 생기면 성관계 빈도는 크게 감소하여 결혼 첫 달에 가진 횟수의 약 3분의 1로 떨어진다. 아마도, 이는 배우자에 관한 성적 관심이 아이를 양육하는 일로 전환되기 때문일 것이다. 아이의 출생은 부부간의 성관계에 오랜 기간 지속적인 영향을 미친다.

TIP 섹스를 해야 오래 산다

_심장병과 뇌졸중을 예방한다: 한 번의 성행위에서 남성은 100m를 전력 질주하는 것과 비슷한 운동 효과를 얻는다. 따라서 일주일에 세 번 이상 성행위를 하는 남성은 심근경색과 뇌졸중 발생률이 절반 이하로 줄어든다. 다만, 땀을 흘릴 정도의 성관계가 적어도 20분 이상 지속되어야 효과가 있다.

_전립선 질환을 예방한다: 남성은 정기적으로 정액을 체외로 배출해야 한다. 만일 그러지 못해 정체되면 정액의 30~40%를 생산하는 전립선에 병이 생기기 쉽다.

따라서 남성의 사정은 전립선 질환의 발병 가능성을 줄여준다. 전립선 건강을 지키고 싶다면 성관계나 자위행위를 통해 정액이 적절하게 배출되도록 관리해야 한다.

한 번의 성행위로 남성은 100m를 전력질주한 운동효과를 얻는다.

_발기부전을 예방한다: 남성이 성행위를 할 때는 남성호르몬 테스토스테론이 분비된다. 이것은 곧 남성의 근력을 강화시켜 주는 역할을 한다. 따라서 성행위는 남성의 발기부전 예방에 아주 좋다.

 ## 고개숙인 황혼, 요실금

✱요실금이란?

소변이 모이면 방광은 팽창하여 늘어난다. 이때 일정한 양이 차면 방광벽에 분포하는 감각신경을 통해 수축을 조절하여 소변을 보게 된다. 즉, 뇌에서 신호가 오면 방광벽이 수축하고 반대로 요도괄약근은 이완되어 소변 배출이 이루어지는 것이다.

요실금은 이러한 방광 기능에 문제가 있어 무의식적으로 소변이 조금씩 흘러나오는 질환을 말한다. 방광 기능이 정상적으로 이루어지려면 방광, 요도괄약근, 신경 계통이 모두 문제없이 작용을 해야 한다. 만일, 이중 어느 하나라도 문제가 있는 경우 요실금 현상이 나타나게 된다.

✱요실금의 원인

요실금은 여자로서 최선을 다해 살았다는 빛바랜 훈장인지도 모르겠다. 임신과 출산의 과정에서 골반 근육이 손상되면서 나타나는 피치 못할 증상이기 때문이다. 방광에 좋지 않은 영향을 미치는 당뇨, 스트레스, 카페인, 담배, 술, 약물,

출산 횟수가 많을수록
요실금 발생 가능성도
증가한다.

비만 등도 요실금의 원인이 된다.

*요실금의 종류

● 복압성(긴장성) 요실금

가장 흔한 종류이며 요실금 중 약 50%를 차지한다. 임신과 출산을 경험한 중년 이상의 여성에게 흔하다. 이는 기침과 재채기, 줄넘기를 하거나 웃을 때 배에 힘이 들어가면 방광이 수축되고 요도괄약근이 풀려 발생한다. 골반 근육의 약화와 골반의 이완으로 인해 방광과 요도가 아래로 처지는 게 원인이다. 출산 후나 폐경기, 비만, 천식 등이 있을 때도 자주 나타난다.

● 절박성 요실금

요실금 중 약 20% 정도를 차지한다. 중년 여성뿐 아니라 결혼하지 않은 미혼 여성이나 학생들에게도 자주 발생한다. 화장실에 가기도 전에 갑자기 소변을 지리거나 참을 수 없이 소변이 마려운 증세가 나타난다.

이는 소변이 가득 차지 않았는데도 방광이 저절로 수축하여 발생한다. 방광염, 당뇨병, 방광출구폐색 같은 질환이 있거나 자율신경계가 고장 나 생기는 경우가 많다. 절박성 요실금이 있는 경우 우울증에 걸릴 확률이 3~4배가량 더 높아진다고 한다.

● 일류성 요실금

요실금 중 5% 이하에서 나타난다. 방광에 소변이 가득 차서 더 이상 저장할 수 없을 때 소변이 넘쳐흐르는 증상이다.

소변을 오래 참는 습관 등으로 인해 방광 수축력이 상실되는 게 원인이다.

● 진성 요실금

요도괄약근 자체의 손상으로 방광에 소변을 저장하지 못하고 곧바로 소변이 새는 경우를 말한다.

● 혼합성 요실금

두세 가지 원인이 복합되어 나타나는 요실금이다. 이를테면 복압성 요실금이 있는 여성의 30% 정도에서 절박성 요실금이 동시에 나타난다.

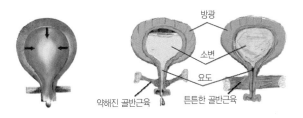

요실금 현상 (절박성 요실금 / 복압성요실금 / 정상적인 상태)

*요실금 위험 인자

• 임신 _ 임신한 여성의 약 30~60%에서 요실금 증상이 나타나고 이는 대부분 출산 후 회복된다. 임신 상태에서 요실금이 있는 여성은 나중에 요실금이 발생할 확률이 더 높다.

• 출산 _ 출산 횟수가 증가하면 요실금 발생 가능성도 증가한다.

• 나이 _ 여성의 나이가 많을수록 요실금이 발생할 가능성

도 증가한다.

- 폐경 _ 폐경이 되면 비뇨기와 생식기에 위축성 변화가 오게 된다. 이로 인해 요실금의 발생 가능성도 높아진다. 특히 수술을 통한 인위적 폐경의 경우 확률이 더 증가한다.
- 수술 _ 자궁절제 수술의 경우 요실금에 걸릴 확률이 약 1.3배 높아진다.
- 비만 _ 요실금과 과민성 방광은 비만한 여성에게 더 많이 나타난다. 다만, 체중을 줄이면 증세가 호전된다.
- 기타 _ 치매나 요로계 증상도 요실금의 원인이 된다.

*요실금의 예방

- 체중 관리 _ 여성 표준체중표를 참조하여 적정 체중을 유지한다.
- 음식 _ 맵고 짠 자극성 음식을 피한다. 또한 커피, 녹차, 탄산음료, 초콜릿 등 방광을 자극하는 음식은 자제하는 것이 좋다.
- 약물 복용 _ 일부 감기약, 고혈압약, 이뇨제, 항히스타민제, 항우울제 등을 복용하면 증상이 악화될 수 있다.
- 배변 _ 규칙적인 배뇨, 배변 습관을 기른다.
- 골반근육운동 _ 출산 후 골반근육 운동을 하면 도움이 된다.
- 자세 _ 쪼그리고 앉거나 그 자세로 일하는 것을 가급적 피한다.

신 장	위험비만 (매우위험)	보통비만 (주의요함)	이상적인 체중			보통마름 (주의요함)	위험마름 (매우위험)
	30%	20%	10%	표준체중	10%	20%	30%
140	60.8	56.2	51.5	46.8	42.1	37.3	32.8
141	61.4	56.6	51.9	47.2	42.5	37.8	33.0
142	61.9	57.1	52.4	47.6	42.8	38.1	33.3
143	62.5	57.7	52.9	48.1	43.3	38.5	33.7
144	63.1	58.2	53.4	48.5	43.7	38.8	34.0
145	63.6	58.7	53.8	48.9	44.0	39.1	34.2
146	64.1	59.2	54.2	49.3	44.4	39.4	34.5
147	64.7	59.8	54.8	49.8	44.8	39.8	34.9
148	65.3	60.2	55.2	50.2	45.2	40.2	35.1
149	65.8	60.7	55.7	50.6	45.5	40.5	35.4
150	66.3	61.2	56.1	51.0	45.9	40.8	35.7
151	66.8	61.7	56.5	51.4	46.3	41.1	36.0
152	67.5	62.3	57.1	51.9	46.7	41.5	36.3
153	68.0	62.8	57.5	52.3	47.1	41.8	36.6
154	68.6	63.4	58.1	52.8	47.5	42.2	37.0
155	69.2	63.8	58.5	53.2	47.9	42.6	37.2
156	69.8	64.4	59.1	53.7	48.3	43.0	37.6
157	70.5	65.0	59.6	54.2	48.8	43.4	37.9
158	71.7	65.6	60.2	54.7	49.2	43.8	38.3
159	71.8	66.2	60.7	55.2	49.7	44.2	38.6
160	72.4	66.8	61.3	55.7	50.1	44.6	39.0
161	73.1	67.4	61.8	56.2	50.6	45.0	39.3
162	73.8	68.2	62.5	56.8	51.1	45.4	39.8
163	74.5	68.8	63.0	57.3	51.6	45.8	40.1
164	75.3	69.5	63.7	57.9	52.1	46.3	40.5
165	76.2	70.3	64.5	58.6	52.7	46.9	41.0
166	77.0	71.0	65.1	59.2	53.3	47.4	41.4
167	77.9	71.9	65.9	59.9	53.9	47.9	41.9
168	78.7	72.6	66.6	60.5	54.5	48.4	42.4
169	79.7	73.6	67.4	61.3	55.2	49.0	42.9
170	80.6	74.4	68.2	62.0	55.8	49.6	43.4
171	81.6	75.4	69.1	62.8	56.5	50.2	44.0
172	82.7	76.3	70.0	63.6	57.2	50.9	44.5
173	83.7	77.3	70.8	64.6	58.0	51.5	45.1
174	84.9	78.4	71.8	65.3	58.8	52.2	45.7
175	86.1	79.4	72.8	66.2	59.6	53.0	46.3

여성 표준체중표

케겔 운동은 1940년대 미국의 산부인과 의사 아널드 케겔이 요실금을 치료하기 위해 개발했다. 이는 골반근육을 강화하는 운동으로 여성의 요실금을 개선하고 성감 또한 높이는 효과가 있다. 운동을 할 때는 질에 들어온 손가락 두 개를 강하게 죄는 느낌을 연상하면 좋다.

케겔 운동은 최소한 한 번에 10회, 하루 10분씩 3번, 3개월 이상 꾸준히 해야 효과를 볼 수 있다. 케겔 운동을 하는 요령은 아래와 같다.

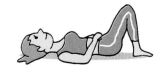

• 똑바로 누워 무릎을 세우고 손을 배 위에 놓는다. 항문, 요도, 질을 오므리는 기분으로 하복부에 힘을 주고, 1에서 5까지 세었다가 천천히 힘을 뺀다. 이렇게 빠르게 하복부에 힘을 주었다가 빼는 동작을 5회 반복 시행한다.

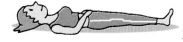

• 다리를 뻗은 채로 똑바로 누워 손을 배 위에 얹는다. 이렇게 빠르게 하복부에 힘을 주었다가 빼는 동작을 5회 반복 시행한다.

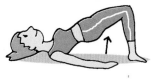

• 똑바로 누워서 무릎을 세운다. 골반 근육을 수축한 후 허리를 될 수 있는 한 높이 든다. 그리고 어깨, 등, 엉덩이의 순서로 바닥에 내리면서 힘을 뺀다. 이것을 5회 반복 시행한다.

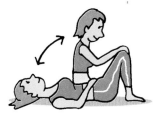

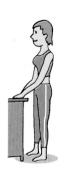

• 다리를 어깨 폭만큼 벌리고 서서 두 손을 테이블 위에 놓는다. 이 자세에서 항문, 질, 요도의 순서로 천천히 오므려 1에서 5까지 세다가 힘을 뺀다. 이것을 5회 반복한다.

• 똑바로 누워 무릎을 세운다. 먼저 항문과 질, 요도를 오므리고 앉은 자세를 취하면서 1에서 5까지 숫자를 센다.

체크리스트_요실금 테스트

간단한 질문으로 요실금의 증상 여부를 체크해 보세요. 최근의 상태와 가장 일치하거나 비슷한 항목을 선택하시면 됩니다.

*과민성 방광증상
ⓐ평소에 갑자기 강한 요의를 느끼십니까
ⓑ소변이 마려워 화장실에 갈 때, 가기 전에 소변을 흘리십니까?
ⓒ하루 화장실에 8회이상 자주 가십니까?
ⓓ밤에 화장실에 가기 위해 2회이상 잠에서 깨기도 합니까?

*복압성 요실금
ⓐ무거운 물건을 들거나 운동을 할 때 소변을 흘리기도 합니까?
ⓑ운동, 기침, 재채기, 웃을 때 소변을 흘리기도 합니까?

*요로감염증상
ⓐ화장실을 자주 가십니까?
ⓑ배뇨시 시원하지 않고 찔끔찔끔 나오고 잔뇨감이 있습니까?
ⓒ배뇨시 찌릿찌릿하고 뻐근한 증상이 있습니까?
ⓓ혈뇨가 있습니까?

요실금 증상이 있을 때 병원에 가서 검사를 해보는 것이 좋다. 요류역동학검사를 시행하여 요실금이 있는지, 어떤 종류의 요실금인지, 요실금이 얼마나 심한지 등을 확인하고 적절한 치료에 대해 담당 의사와 상의하는 게 좋다.

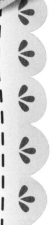

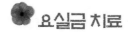 **요실금 치료**

＊치료 대상

요실금 치료가 필요한 경우는 대체로 아래와 같다. 요실금
으로 인해 고민하는 여성이라면 참고하기를 바란다.

- 소변을 자주 본다.
- 소변이 마려울 때 참을 수가 없다.
- 소변을 봐도 개운하지 않다.
- 찬물에 손을 담그거나, 수돗물 소리를 들으면 소변이 마
  려워진다.
- 부부관계를 할 때 소변을 지린다.
- 하복부에 불쾌감이 있다.
- 웃거나 기침, 재채기 시, 그리고 줄넘기 등 운동을 할 때
  샌다.

＊비수술적 치료

- 약물 치료 _ 복압성 요실금에는 괄약근의 수축을 강화시
  키는 약물을, 절박성 요실금에는 방광의 평활근을 안정
  시키는 약물을 쓴다. 폐경기 여성의 경우에는 에스트로
  겐을 함께 처방하기도 한다. 약물 치료는 식이요법, 운
  동과 병행하는 것이 좋다.
- 골반근육운동(케겔 운동) _ 약해진 골반근육 및 질의 탄
  력을 회복하는 훈련이다. 자세한 운동법은 'Tip. 케겔

운동'을 참고하라.

- 전기 자극 치료 _ 골반 근육에 전기 자극을 가하여 수축력 및 탄력을 회복시키는 방법이다. 특히 빈뇨와 절박성 요실금에 매우 효과적이다.
- 바이오피드백 요법 _ 기기를 이용하여 골반저근과 배뇨근의 수축을 느끼게 하는 행동 치료 방법이다. 골반 근육의 상태를 확인하면서 정확하게 운동할 수 있어 효과가 높다.

＊수술 치료

- 슬링 수술 _ 복근을 싸고 있는 근막이나 질의 조직 혹은 합성 물질을 이용하여 방광경부를 위로 끌어올려 요도괄약근의 기능을 회복시키는 방법이다.
- 개복 수술 _ 하복부 피부를 절개한 뒤 느슨해진 요도 주위 조직을 실로 묶어 교정하는 방법이다.
- 복강경 수술 _ 배에 작은 구멍 3개를 뚫고 복강경을 넣어 느슨해진 방광 요도 조직을 실로 묶어 교정하는 방법이다.
- 요도 주위 주사법 _ 요도 주위에 실리콘, 콜라겐 등의 물질을 주입해서 요도의 압력을 높이는 방법으로 요도 자체의 기능이 떨어져 있을 때 시행한다.
- TVT수술 _ 질 속에 생체 테이프를 넣어 요도를 들어 올리고 테이프를 배에 걸어주는 수술 방법이다.
- TOT _ 특수 고안돼 인체에 무해한 메시(tape)를 이용하

여 요도를 정상적인 위치로 고정시켜 주는 수술 방법이다. 갑작스러운 기침이나 재채기로 인해 복압이 생겨도 요도 부위를 지탱할 수 있다. 가장 간편하고 안전하며 치료 효과 또한 뛰어난 수술 방법이다.

● **치료 및 수술 방법**

• 진찰 및 검사 _ 최초 내원 시 먼저 기본적인 진찰 및 검사를 실시한다. 그 뒤 기기를 사용하여 골반근육 및 질 압력을 측정하고 요류역학검사를 시행하여 요실금 상태를 정확히 체크한다.

• 상담 _ 요실금 종류와 증상의 경중을 설명하고 상담을 통해 가장 적절한 치료 방법을 선택한다.

• 치료 _ 요실금 증세가 심하지 않거나 빈뇨, 절박성 요실금의 경우 약물 처방과 함께 전기 자극 치료 기기를 이용하여 치료한다.

• 수술 _ 요실금 증상이 심한 경우에는 최근에 개발돼 부작용이 가장 적은 TOT 수술을 시행한다. TOT 수술의 장점은 다음과 같다. 수술 성공률이 95% 이상으로 매우 높다. 합병증이 거의 없다. 흉터가 남지 않는다. 방광 손상을 최소화할 수 있다. 방광경 검사를 하지 않아도 된다. 수술 시간(15~20분)이 매우 짧다. 부분마취를 통해 시술되므로 안전하다. 숙련된 전문의가 시술하므로 매우 만족스러운 결과를 얻을 수 있다. 수술 당일에도 일상생활이 가능하고 입원치료가 필요치 않다.

• 사후 프로그램 _ 수술 후에는 골반근육강화 프로그램을

통해 지속적으로 관리를 받을 수 있다.

● 수술 후 경과

• 약 _ 수술 뒤 얼마 동안 약을 복용해야 한다.

• 안정 _ 요실금 수술 다음날부터 출근이 가능하다. 다만,
1주일 정도는 안정을 취하는 것이 좋다.

• 일상생활 _ 수술 후 4주 동안은 무거운 짐을 들지 말고
무리한 운동을 삼가야 한다.

• 회복 _ 4주 정도가 지나면 회복된다. 이때부터 성관계가
가능하다.

• 부작용 _ 수술 후 얼마 동안 뻐근함, 출혈, 분비물 등이
생길 수 있다. 회복 과정에서 나타나는 정상적인 증상이
니 걱정할 필요는 없다. 한편 빈뇨, 잔뇨감 등을 느낄 수
있지만 곧 좋아진다.

질건조증과 윤활제

- **질건조증은 누구나 겪는다** : 질건조증은 18~29세 사이인 여성의 50%와 폐경기 여성의 80%가 경험한다. 또한 아이를 낳은 여성의 80%는 이로 인한 성교통을 겪는다.

- **질액은 마른다** : 질 내의 점막 조직은 여성의 몸 중 가장 섬세하고 약한 조직이다. 성적으로 흥분해서 질액이 충분히 분비된다 해도 공기에 노출되거나 콘돔과 마찰을 일으키면 금세 말라 버리고 만다.

- **고통이 따른다** : 질이 건조한 상태에서 성행위가 계속되면 여성은 아픔을 느끼게 된다. 거친 물건이 그것을 쓸고 지나가거나 찢어지는 것 같은 느낌을 받는 것이다. 이 경우 여성은 성관계가 아니라 고문을 당하는 기분이 될 것이다.

- **윤활제는 도움이 된다** : 수용성 윤활제는 질건조증을 개선하는 효과가 있다. 다만, 윤활제는 여성의 질 속에 직접적으로 넣지 않는 것이 좋다. 감염이 일어날 수도 있기 때문이다. 만일 윤활제가 없는 상황에서 갑자기 성관계를 갖게 되었을 때는 임시방편으로 침을 이용해도 된다.

- **오일과 콘돔은 상극이다** : 오일과 라텍스 콘돔은 상극이다. 오일 성분이 라텍스 콘돔을 찢어지게 만들기 때문이다. 라텍스 콘돔을 사용할 때는 반드시 수용성 윤활제를 사용해야 한다.

- **질과 눈의 점막은 거의 동일하다** : 눈에 들어가지 않도록 주의하라는 경고문이 있는 제품은 무엇이든 가급적 질에 사용하면 안 된다. 질과 눈의 점막은 거의 비슷한 구조로 되어 있다.

Chapter 8

비만탈출의 최신 경향

– 여성의 아름다움은 권력이다

비만탈출의 최신 경향

🌸 아름다움의 기준

인간의 아름다움이란 결코 불변하는 것이 아니다. 이는 인간의 삶의 방식과 문화적 태도에 따라 아름다움의 기준 또한 달라지기 때문이다. 이를테면 인류의 역사 동안 아름다움의 기준은 시대와 장소에 따라 그때그때 변해 왔다.

인류의 문화는 마른 아이콘으로 시작되지는 않았다. 우리에게 잘 알려진 빌렌도르프의 비너스(기원전 2만5000년)라는 구석기 조각에는 젖가슴과 배, 엉덩이가 매우 강조되어 나타난다. 이는 고대인들이 풍만한 여성을 선호했다는 사실을 암시한다. 이는 당시의 척박한 현실에서 생활력이 강하고 아이를 잘 낳는 여성이 미인으로 여겨졌기 때문이다.

메소포타미아에서 전해져 내려오는 초기 설형문자 텍스트 중 하나에는 한 권력층 커플의 결혼식 준비가 묘사되어 있다. 그 시대의 신랑, 신부는 일주일 동안 비육(肥肉)되었다. 신부는 신랑이 그녀를 동그랗고 아름답다고 여길 만한 몸무게가 될 때까지 살찌워졌다. 이러한 풍습은 아프리카의 여러 지역에서 아직도 행해지고 있다.

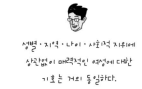

성별·지역·나이·사회적 지위에 상관없이 매력적인 여성에 대한 기호는 거의 동일하다.

건강한 인체미를 중시했던 그리스에서는 조화와 균형을 미인의 전제조건으로 여겼다. 그들은 극단적인 모든 것을 경멸했는데 이상적인 몸도 마찬가지였다. 이는 그리스의 조각이 여성의 경우 배꼽을 중심으로 5대 8의 비율로 이루어진 데서 잘 나타난다. 사실 우리가 잘 아는 미인은 8 등신이라는 개념도 이때 생겨난 것이다. 이를 바탕으로 자연적인 탄력 있는 몸매, 사과 모양의 가슴, 화장기 없는 창백한 얼굴을 지닌 여성이 그리스의 미인이었다.

기독교적 금욕주의가 팽배했던 중세시대에는 순결함이 곧 미인의 상징이었다. 이런 이유로 작은 가슴과 히프, 흰 살결, 금발에 넓은 이마를 가진 여성이 미인으로 간주됐다. 그녀들은 당시에 유행하던 넓은 이마를 만들기 위해 모간에서 머리를 뽑아내기도 했다. 성녀(聖女)처럼 느껴지는 그런 외모를 가진 여성이 가장 아름다운 여성이었던 탓이다.

인간 중심의 세계관을 가졌던 르네상스 시대에는 성숙미를 풍기는 여성이 미인이었다. 즉 원뿔모양으로 솟은 가슴, 통통한 턱, 풍만한 허벅지를 가진 여성이 미인으로 여겨졌다. 당시의 미인상은 바로크 미술을 대표하는 화가 렘브란트의 그림에서도 잘 드러난다. 금발로 물들인 머리카락, 가지런히 다듬은 눈썹, 흰색 분을 바른 창백한 피부, 어린아이와 같이 붉은 뺨, 커다란 눈, 순백의 치아, 그리고 부드러운 목선 아래로 풍만한 몸을 가진 여성.

계몽주의 시대를 이어 등장한 18세기의 낭만주의 시대는 낯선 것과 이국적인 것에 대한 동경의 시기였다. 이제 낭만주의의 미인은 더 이상 살이 쪄서는 안 됐다. 이전 시대의 육감적 미보다는 비현실적인 안타까움을 불러일으킬 수 있는 가냘픈 여인이어야 했던 것이다. 또한 당시 유럽에는 중국과 일본의 문화들이 지속적으로 소개됐다. 이런 영향으로 여성 사이에는 검고 동양적인 머리가 유행하기도 했다.

아마도, 이런 낭만주의 시대의 미인상은 다음 세기에까지 어느 정도 영향력을 발휘하는 듯하다. 19세기에는 당시의 염세적이고 회의적인 분위기를 반영하듯 유령처럼 핏기 없는 피부, 야윈 몸매, 퀭한 눈, 파인 볼을 가진 여성이 미인으로 여겨졌다. 이와 함께, 계층 문화가 자리 잡게 된 유럽에서는 뚱뚱한 여성이 곧 게으르고 빈곤한 여성과 동일시되었다.

20세기는 보다 빈번하게 이상적인 미인의 조건이 달라지는 시대였다. 1950년대는 마릴린 먼로로 대표되는 큰 가슴과 개미허리, 풍만한 엉덩이가 미인의 첫째 조건이었다. 1960년대에 들어서는 오드리 헵번처럼 가슴도 엉덩이도 없는 밋밋한 여성이 미인으로 간주되었다. 1980년대는 마돈나나 신디 크로퍼드 같은 건강한 근육질의 여성이 미인으로 여겨졌다. 1990년대에는 모델 케이트 모스처럼 깡마른 여성이 미인의 대명사가 되기도 했다.

이렇듯 미인의 조건은 역사적 시기와 문화적 조건에 따라 달라졌다. 이 때문일까? 사람들은 흔히 아름다움은 상대적인 거라고 생각한다. 또 어떤 사람들은 모든 존재는 그 자체로 아름답다고 주장하기도 한다. 하지만 그건 어디까지나 이즘(ism)의 문제이다. 현실에서까지 그런 생각이 통용되지는 않기 때문이다.

1960년 영국의 사회학자 아일리프는 학술 연구를 핑계로 유력 일간지를 통해 미인선발대회를 개최했다. 이 연구는 독자들이 여성 12명의 사진을 보고 그 매력에 따라 점수를 매기는 방식으로 진행됐다. 이때 4355명의 독자가 평가에 참여했는데 그 결과는 예상과 아주 달랐다. 독자의 성별, 지역, 나이, 사회적 지위에 상관없이 매력적인 여성에 대한 기호가 거의 동일하게 나타났던 것이다.

1980년대 말, 미국 텍사스 대학의 주디 랭로이스는 32명의 남녀를 촬영한 후 컴퓨터로 합성 사진을 만들어 냈다. 그러고는 다시 그것을 가지고 새로운 평균 얼굴을 합성했다. 결과는 매우 간단명료했다. 평균 얼굴이 더 예뻤던 것이다. 얼굴이 많이 합성될수록 얼굴은 점점 더 예뻐졌다. 이 연구 결과는 미학 연구자들을 넘어 다른 분야에까지 흥분과 혼동을 불러일으켰다. 그가 말하는 평균은 미학적인 평균이 아니라 수학적 평균이었기 때문이다.

1988년, 앨런 슬레이터는 '신생아가 선호하는 매력적인 얼굴'이라는 제목의 연구를 진행했다. 이 연구의 참여자는 태어난 지 14시간이 된 아기로부터 6일이 지난 아기들이었다. 슬레이터는 두 대의 모니터를 통해 아이들에게 아름답거나 그렇지 못한 여성의 사진을 번갈아 보게 했다. 그 결과 아기의 거의 2/3는 아름다운 여성의 얼굴을 바라보는 데 시간을 할애했다. 아마, 아기들도 무엇이 예쁘고 무엇이 예쁘지 않은지를 알고 세상에 태어나는 모양이다.

이 세계의 다양한 문화 속에서 아름다움은 얼마나 다르게 인식될까? 아마, 보편적인 미의 레이더가 있다면 전 세계 사람들은 비슷한 여성이 아름답다고 느낄 것이다. 그런데 적지 않은 연구에서 다른 나라, 다른 문화 출신의 사람들이 여성의 미에 대해 상당히 비슷한 평가를 내렸다.

동화를 보면 착한 사람들은 대개 예쁘거나 멋지고 나쁜 사람들은 모두 추하다. 아이들에게 동화를 읽어 줄 때 못생기고 추한 영웅과 아름답고 예쁜 악당이 등장한다고 해보자. 아마, 아이들은 그것을 이해하는 데 커다란 혼동을 느낄 것이다. 사실 사람들은 거의 비슷한 생각을 하고 있다. 즉, 예쁜 것은 좋고 편안하고 위험하지 않으며 이와 반대로 못생긴 것은 나쁘고 위험하며 전염성이 있다고….

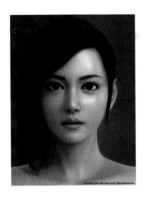

대한민국 표준 합성 미인(이영애 + 김태희 + 한가인 + 한채영)

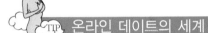

온라인 데이트의 세계

《괴짜 경제학》의 저자인 스티블 레빗은 온라인 데이트의 세계에 대해 다음과 같이 말한다. 온라인 데이트를 원하는 사람들이 선호하는 요소는 남성과 여성에 대한 대부분의 고정관념에 딱 들어맞는다. 그리고 여성의 비만은 참혹한 결과를 초래한다.

예를 들어 단기간 애인을 찾는 남성보다는 지속적인 관계를 원하는 남성 쪽이 훨씬 인기가 좋다. 그러나 여성의 경우에는 단기간 애인을 원하는 쪽이 더 많은 데이트 기회를 얻을 수 있다. 남성에게 무엇보다 중요한 것은 여성의 외모다. 그러나 여성에게는 남성의 소득 수준이 가장 중요하다. 남성은 부유할수록 e메일의 수가 늘어나지만 여성의 경우 소득 수준에 따른 선호도는 종 모양의 곡선을 그린다.

남성은 너무 가난한 여성과 데이트하는 것을 좋아하지 않으나 지나치게 부유한 여성 역시 꺼리는 경향이 있다. 남성은 학생, 예술가, 음악가, 수의사, 연예인을 선호한다. 반면에 비서, 무직, 혹은 법률이나 군 분야의 여성들은 기피한다. 여성은 군인, 경찰관, 소방관(9 · 11 사태의 영향이지 않을까?), 변호사, 재정 및 금융 관계자에게 끌리며 육체노동자, 배우, 학생, 요식업과 접대업에 종사하는 남성들을 피한다.

남성에게 키가 작다는 것은 아주 불리한 조건이지만 몸무게는 그다지 영향을 미치지 않는다. 반면에 여성에게 비만이나 과체중은 치명적이다. 남성의 붉은 머리나 곱슬머리는 점수를 떨어뜨리는 요인이며 대머리도 마찬가지다. 그러나 삭발은 괜찮다. 머리카락이 희끗희끗한 여성은 선호도가 낮지만 금발은 아주 좋다. 온라인 데이트의 세계에서 금발머리는 대학 졸업장과도 같은 지위를 갖는다. 10만 달러의 등록금과 맞먹는 100달러의 염색 비용이라니 정말 싸게 먹히는 일이 아닌가.

아름다움은 권력이다

시카고 루스벨트대학의 종신교수인 고든 패처는 30년 동안 외모가 사람과 사회에 미치는 다양한 영향과 외모지상주의(lookism)에 대해 연구했다. 2008년 그는 연구 결과를 바탕으로 《외모, 상상 이상의 힘》이라는 책을 내놓았다. 이 책을 보면 우리는 곧 아름다움이 단지 보기 좋은 것이 아니라 권력임을 알 수 있다.

이를테면 2000년에는, 미국 성인 남성의 평균 신장이 173cm인데 이보다 2.5cm 키가 크면 연봉을 약 879달러 더

받는다는 조사결과가 발표되었다. 또한 2003년
에는, 그림 형제의 동화 168편을 분석한 결
과 외모가 떨어지는 인물은 아주 형편없
이 지낸다는 사실이 밝혀졌다. 못생긴
외모를 지닌 사람은 사악한 행동과 연관
성을 지니고 끔찍한 처벌을 받았던 것이
다. 사실 이는 그리 새삼스러운 일도 아니
다. 1900년쯤 편찬된 《장자(莊子)》의 천운편
(天運篇)에는 서시빈목(西施嚬目)이라는 고사가 등장한다.
그 내용은 다음과 같다. "월나라의 절세미녀인 서시는 병이
있어 항상 미간을 찌푸리고 다녔다. 이를 본 그 마을의 추녀
는 서시의 모습을 보고 반해 자기도 미간을 찡그린 채 마을
을 돌아다녔다." 이 고사에서 우리는 아름다움에 대한 인간
의 욕망이 어떤 것인지를 읽을 수 있다.

211

　그래서일까? 사상가 몽테뉴는 "아름다움을 능가할 가치란
없다"고 고백했다. 또한 소설가이며 극작가인 오스카 와일
드도 《도리안 그레이의 초상》에서 아름다움은 곧 권력이라
고 주장한다.

　"아름다움에 관한 질문을 던질 수는 없어요. 아름다움에는
하늘이 부여한 권리가 있으니까요. 그리고 아름다움을 소유
한 사람은 왕이 되지요."

　이 말에 이의를 품을 수 있을까? 아름다운 사람들은 그저
아름답기만 한 게 아니다. 그들의 아름다움은 그들에게 힘을
주고 그렇지 못한 사람들을 주눅 들게 만든다. 이는 마케팅

아름다움은 사람들에게
힘을 주고 그렇지 못한 사람들을
주눅 들게 만든다.

의 영역에도 거의 그대로 적용된다.

애리조나주립대학교의 교수인 피터 레인건은 경제적 교환 과정과 아름다움에 대한 연구를 진행했다. 물론 여기에서도 결과는 동일했다. 판매 사원의 외모가 호감을 줄수록 고객들의 자발적 구매가 증가했던 것이다. 또한 얼굴이 잘생긴 사장은 그렇지 못한 사장보다 더 많은 매출을 기록했다.

심지어 전 세계의 마케팅 팀들은 아름다움을 매출에 이용하기도 한다. 고객카드의 답변이 회수되는 비율은 여성 마케팅 팀장의 미모에 비례해 상승했기 때문이다. 이는 남성 고객뿐만 아니라 여성 고객에게도 마찬가지였다. 아름다움은 이성뿐 아니라 동성까지 움직이는 권력이다.

이 세상에 아름다움을 싫어할 사람은 없다. 이는 모든 사람들이 아름다움을 동경하기 때문이다. 하지만 이제는 인종이나 성별, 종교와 같은 인류가 극복해야 할 차별 요소에 외모를 더해야 할지도 모르겠다. 2000년 8월, 〈뉴욕 타임스〉의 칼럼니스트인 윌리엄 새파이어가 주장했듯이 말이다.

🌸 비만은 병이다

✱비만이란?

비만의 원인은 유전, 영양 과잉, 운동 부족, 시상하부 및 내분비 조절 기능의 문제 등이다. 이때 체내에는 체지방이 불필요하게 축적되는 현상이 일어난다. 원래, 체지방은 체온을 보존하고 에너지로 사용되며 외부의 충격을 흡수해서 몸을 보호한다. 하지만 이런저런 이유로 몸에 지방세포의 수가 증가하거나 비대해져 체지방률이 비정상적으로 많아지면 곧 비만이 오게 되는 것이다.

여성의 경우 체지방률이 25% 이상이면 과체중이다. 과체중의 여성은 운동 능력이 떨어지고 대사 및 호흡 순환계에 이상이 생길 확률이 높아진다. 여성의 비만은 체지방률이 30% 이상일 때를 말한다. 특히 체지방률이 40%를 넘으면 외모나 일상생활에 적지 않은 문제가 발생하게 된다. 남성의 경우는 체지방률이 15% 이상이면 과체중이고 26%를 넘으면 비만이다.

✱ 비만은 병이다

지금까지 많은 사람들은 비만을 병으로 인식하지 않고 있다. 비만을 단지 체중이 늘어나는 현상이라고 쉽게 생각하는 것이다. 하지만 1998년, 세계보건기구(WHO)는 비만을 '생존을 위협하고 정신적 피해를 주는 은밀한 살인자'로 규정했다. 이 말은 비만이 인간에게 커다란 해악을 끼치는 치료가 필요한 병이라는 의미이다.

실제로 비만은 인간을 온갖 질병에 시달리게 만드는 병의 온상이다. 아래의 표는 표준체중의 사람과 비교하여 비만형인 사람이 얼마나 성인병에 걸리기 쉬운가를 나타낸 것이다. 당뇨병은 5배, 고혈압은 3.5배, 그 외 질병에서도 2~3배의 발병률이 나타나고 있다.

비만은 여성의 인생을
무너뜨리는 심각한
질병이다.

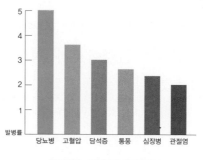

뚱뚱한 사람의 발병률

또한 비만한 사람은 암에 걸리거나 암으로 사망할 위험성도 훨씬 더 높다. 영국 여성들을 대상으로 한 연구에 따르면 비만은 난소암, 신장암, 췌장암, 백혈병, 다발성 골수종, 비호지킨림프종을 유발한다. 특히 자궁내막암과 식도암의 약 50%는 비만이 직접적인 원인이라고 한다.

이뿐만이 아니다. 비만은 여성의 임신과 출산에도 심각한 문제를 일으킨다. 먼저 비만한 여성은 임신이 되기 어렵다. 이는 체지방이 축적되면서 성호르몬의 균형이 깨지기 때문이다. 즉 여성호르몬과 남성호르몬의 분비가 동시에 증가하면서 생리불순, 배란 장애가 일어나고 이것이 곧 난임으로 이어지는 것이다.

설사 임신을 한다고 해도 비만한 여성에게는 다음 문제가 기다리고 있다. 임신 중 비만은 고혈압, 단백뇨, 부종 등을 일으키는데 이는 임신중독증과 관련이 있다. 이와 함께 임신 중 비만이 심해지면 산도에 지방이 쌓여 난산을 하거나 제왕절개를 해야 할 확률이 높아진다.

이처럼 비만은 여성의 인생을 무너뜨리는 심각한 질병이다. 다만, 비만은 스스로의 노력에 의해 얼마든지 극복할 수 있는 병이다. 지나치게 걱정하거나 스트레스를 받기보다는 규칙적인 운동 등을 통해 꾸준히 몸을 관리해 보자. 때로는 병원 치료를 받는 것도 도움이 될 수도 있다.

첨언 하나. 인간은 적절한 체중을 유지할 때 건강하게 오래 살 수 있다. 적절한 체중은 체질량지수(BMI)가 18.5~23을 유지하는 상태를 말한다. 이를테면 키가 160cm인 사람이라면 47~59kg의 몸무게가 이에 해당한다.

＊비만의 측정

● 브로카계산법(표준체중 계산법)

표준체중 구하기: 표준체중(kg) = (키 − 100) × 0.9 | ex. (160 − 100)

× 0.9 = 54kg

상대체중 구하기: 비만도(%) = [(현재 체중 / 표준체중) × 100] | ex. (62 / 54) × 100 = 114.8%

계산된 결과가 110~119%면 과체중, 120% 이상이면 비만이다. 브로카 계산법은 비교적 간편하게 비만 정도를 알 수 있다는 장점이 있다. 다만 이 수식에는 남녀나 연령에 따른 차이가 고려되어 있지 않다. 따라서 과체중으로 구분되었다고 해서 반드시 비만인 것은 아니다.

● 체질량지수(BMI)계산법

BMI 구하기 : 몸무게(Kg) /키(m)2 | ex. 52 / (1.6 × 1.6) = 20.3

계산된 결과가 24~29이면 과체중, 30이상이면 비만이다. BMI 계산법은 WHO가 제시한 성인의 키와 몸무게에 따른 비만도를 측정하는 수치이다. 비만의 정도를 판단하는 데 가장 널리 사용되며, 브로카 계산법보다 더 현실적인 수치를 제공한다.

BMI	판정	건강상태 관련
18.5이하	저체중	감염성 질환, 영양관련 질병에 걸릴 확률 높음 (탈모, 골다공증, 월경 이상, 피부노화 의욕저하 등)
18.5~22.9	정상	질병의 발병률이 가장 낮은 이상 범위
23~24.9	과체중	건강상이 문제 일으킬 수 있음
18.5~29.9	비만	성인병 발병 위험률 증가
30 이상	고도비만	사망률 증가

체질량 지수 기준표

● 체지방률 계산법

제지방량 구하기: 자신의 몸에서 지방 무게를 제거한 뼈,

근육, 수분, 내장기관의 무게(kg)

제지방량(kg) = (1.07 × 몸무게kg) − [128 × (몸무게kg2 / 키cm2) |

(1.07 × 58) − [128 × (582 / 1602) → 62.06 − [128 × (3364 /

25600)] → 62.06 − [128 × 0.13140625] = 62.06 − 16.82 =

45.24kg

체지방량 구하기: 자신의 몸에서 지방이 차지하는 무게(kg)

체지방량(kg) = 몸무게(kg) − 제지방량(kg) | 58 − 45.24 = 12.76kg

제지방률 구하기: 자신의 몸에서 지방을 제외한 뼈, 근육, 수분,

내장기관이 차지하는 비율(%)

제지방률(%) = (제지방량kg × 100) / 몸무게(kg) | (45.24 × 100) /

58 → 4524 / 58 = 78%

.체지방률 구하기: 자신의 몸에서 지방이 차지하는 비율(%)

1. 체지방률(%) = 100 − 제지방률 | 100 − 78 = 22%

2. 체지방률(%) = (체지방량kg × 100) / 몸무게(kg) | (12.76 × 100)

/ 58 → (1276 / 58) = 22%

계산된 결과가 25% 이상이면 과체중, 30% 이상이면 비만
이다. 이 공식은 일반적인 평균 근육량을 가정한 결과이다.
간편하기는 하지만 간접적으로 산출하는 것이기 때
문에 오차가 있을 수 있다. 정확한 체지방률은 병
원에 설치돼 있는 체성분 분석기를 통해 측정
이 가능하다.

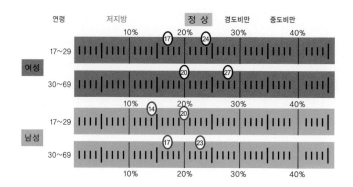

체지방률 기준표

● 메트로폴리탄 대조표

미국의 메트로폴리탄생명보험사는 질병에 의한 사망 가능성이 높은 사람에게 더 많은 보험료를 부과하기 위해 키-체중 대조표를 만들었다. 이 표는 여성과 남성의 신장에 따라 정상체중과 과체중, 저체중을 구분한 것이다.

*비만 유전자

비만에 영향을 미치는 유전자는 여러 가지이다. 물론, 비만 유전자를 지닌다고 해서 꼭 비만이 되는 것은 아니다. 하지만 비만 유전자를 여러 개 가진 사람일수록 비만해질 확률은 그만큼 더 높다. 즉, 비만 유전자가 있는 사람은 그렇지 않은 사람보다 살이 찌기 쉬운 체질인 것이다. 어쩌면 물만 먹어도 살이 찌는 사람이 여기에 해당하지 않을까?

다만, 비만은 유전보다 환경의 영향이 더 크다는 게 통설이다. 언젠가 미국에서는 일란성 쌍생아를 각기 다른 환경에서 20년간 생활하도록 하는 연구가 진행됐다. 이때 항상 많이 먹고 운동은 안 하는 사람은 결국 비만이 됐다. 반면 보통의 식생활 환경에 있던 다른 한쪽은 정상 체중을 유지했다. 대부분의 의학자들은 비만의 원인을 유전 30%, 환경 70% 정도로 추정한다.

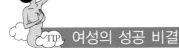

TIP 여성의 성공 비결

미모를 이용해서 돈을 버는 직업이 있다. 모델과 매춘이 그것이다. 이 두 직업에서는 여자들이 남자보다 훨씬 더 많은 돈을 번다. 이를테면 독일에는 1800~2000개의 모델 에이전트가 있으며 약 7만 명의 모델이 등록되어 있다. 그중 남자는 단지 10%뿐이다. 또한 독일에서는 약 40만 명이 매춘에 종사하고 있는 것으로 추정된다. 이 산업의 연간 추정 매출은 145억 유로에 달한다.

〈베이 워치〉에 출연했던 파멜라 앤더슨은 자신의 성공비결을 묻는 질문에 이렇게 대답했다.

"나는 괜찮은 사람들과 잠자리를 했어요."

그녀가 말한 것은 아름다움과 명성의 만남이라는 또 다른 거래 형태였다. 현금이 오고 가진 않지만 오래 가고 멋진 이 거래는 파티, 복싱, 그밖에 성을 상품화하는 산업의 기초가 되고 모종의 경제적인 합리성과도 결부되어 있다. 적절한 신체 부착물을 통해서 스타 옆에 서게 되는 사람은 그 자체로도 스타가 된다. 브래지어 사이즈 C컵만으로도 몇 년을 공부한 것 이상의 보상을 받는 셈이다.

🌸 비만 클리닉

✳ HPL 지방용해술

1997년 미국의 호어핀 박사에 의해 개발된 부분비만 치료법이다. 지방흡입을 하지 않고도 지방흡입과 유사한 효과를 얻을 수 있도록 고안되었다. HPL 지방용해술은 지방을 분해하는 약물과 레이저의 상호작용을 통해 치료 효과를 극대화한다. 단시간 내에 많은 효과를 생각하는 환자에게 권장할 만한 시술법이다. 2002년 FDA(미국 식품의약국)의 승인을 받았다.

● 시술 방법

시술 부위를 부분마취 한 다음 지방세포가 축적된 피하지방층에 지방용해액(HPL)을 주입한다. 이때 삼투압 현상에 의해 지방세포가 부풀면서 지방용해액의 작용으로 지방세포가 분해된다. 이 상태에서 지방세포에 작용하는 레이저(초음파)를 조사하면 저절로 지방이 방출돼 지방흡입과 비슷한 효과를 얻을 수 있다.

지방용해액은 지방 분해에 효과가 있는 여러 약물들을 조합해 만든다. 주성분은 저장성 용액과 지방용해를 촉진하는 약물이다. 융해된 지방은 혈액 속에 흡수돼 에너지화되어 운동을 할 때와 마찬가지로 열량으로 소모된다. 또는 혈관이나 림프관을 타고 신장까지 이동한 뒤 자연스럽게 소변으로 배출된다.

HPL지방용해술은
지방흡입술 등의
비만 수술을 꺼리는
여성에게 좋다.

HPL지방용해술의 원리

.삼투압 원리로 확실한 지방세포 파괴

.용액이 들어가는 수압에 의한 물리적인 지방의 파괴

.저장성 용액에 의한 지방의 용해

.약물과 레이저(또는 초음파)에 의한 지방 분해 촉진

● 시술 대상

HPL지방용해술은 지방흡입술 등의 비만 수술을 꺼리는 모든 여성이 시술 대상이다. 일상생활에 지장이 없이 간편하게 시술받을 수 있기 때문이다. 지방흡입술과 비교해 단기간에 50~70% 정도의 효과를 볼 수 있다. HPL지방용해술은 지방이 과다하게 축적되어 있는 모든 부위에 시술된다. 피부 바로 밑의 지방세포까지 없앨 수 있어 처지거나 늘어난 피부, 셀룰라이트*의 교정에도 효과가 있다.

- 셀룰라이트 _ 지방 조직의 비대에 의한 순환 장애로 지방 축적 현상이 악화되는 일종의 부분 비만 상태를 말한다. 주로 엉덩이나 허벅지 등에 발생하며 날씬한 여성에게도 셀룰라이트는 있다.

● 시술 시간과 횟수

시술에 걸리는 시간은 HPL의 경우 10분이며, 레이저 치료까지 병행하면 약 30~40분 정도 소요된다. 권장 횟수는 일주일 간격으로 총 5회이다. 1~2주 간격으로 2~3회 시술을 받으면 스스로 몸이 달라진다는 느낌을 경험할 수 있다. 4~5회 정도 시술받으면 수치상으로 만족스러운 결과를 얻게 된다.

● 시술 효과

HPL지방용해술은 부분비만의 치료 목적인 많은 양의 지방 제거에 적합하다. 1회에 약 300~500cc 정도의 지방이 제거된다. 따라서 단 한 번의 시술만으로도 비만 부위의 지방이 눈에 띄게 줄어드는 효과가 있다. 대략 4번 정도의 시술로 지방흡입술의 70% 정도의 효과를 볼 수 있다.

HPL지방용해술의 매력은 무엇보다 좋은 효과를 보이면서도 비용이 저렴하다는 것이다. 게다가, 지방세포 자체를 없애는 방법이기 때문에 대개는 요요현상이 적게 나타난다.

● 시술 후 경과

• 부작용 _ 절개를 하지 않기 때문에 통증과 출혈이 별로 없는 안전한 시술이다. 또한 지방흡입 시 발생하는 부기, 멍, 수술 흔적, 마취 부작용 등도 거의 없다. 색소침착, 부종 등의 합병증으로부터도 비교적 안전하다.

• 회복 _ 1~2일 정도 약간의 부기가 있으나 회복이 빨라 일상생활에는 별로 지장이 없다. 다만, 시술 후 가급적 뜨거운 사우나는 피하는 것이 좋다. 이외에 별다른 주의사항은 없다.

✱ 메조테라피

메조테라피는 프랑스 의사인 피스토에 의해 정립되었다. 이는 극소량의 약물을 피부중간층에 직접 주사하는 방법이다. 따라서 적은 양으로 효과를 극대화할 수 있다. 시술할 때는 치료 부위에 따라 효과가 입증된 약물들을 3~4가지 혼

합하여 주사한다. 부분비만, 셀룰라이트의 치료에 매우 효과
적이다.

프랑스에서는 1987년부터 정규 의학 과목으로 채택되어
교육되고 있다. 현재 1만 6000명의 의사가 하루에 약 6만
명의 환자에게 메조테라피를 시행하고 있다. 미국의 경우
2002년에 도입, 일반화되었고 우리나라의 경우도 비슷한
시기에 도입되어 시술되고 있다.

메조테라피는
부분비만 치료에
효과적이다.

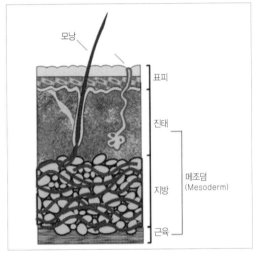

피부중간층

● 시술 방법

병원에 내원하면 먼저 체성분 분석 검사를 하고 이를 토대
로 상담을 진행한다. 이때 복부비만이 표준 이상이면 복부
주사를, 표준 이하이면 어느 부위에 시술할지를 결정한다.
이후, 병원에 따라 약간의 차이가 있지만 메조테라피(정통요

법 10cc)와 지방분해 주사(20cc)를 각각 한 대씩 시술받는다. 패키지는 본인이 정할 수 있다.

메조테라피는 메조 건(gun) 같은 특수 장비를 이용해 약물을 거의 1~2mm 간격, 1~3mm 깊이로 주사하는 방법으로 시술된다. 매우 가는 바늘로 피부의 아주 얕은 부분에만 촘촘하게 주사하기 때문에 통증은 별로 없다. 약물은 식약청에서 정식으로 허가받은 제품만을 사용한다.

● 시술 대상

식이요법과 운동 등을 통해 꾸준히 다이어트를 해도 좀처럼 빠지지 않는 살이 있다. 이를테면 팔뚝, 허벅지살, 복부 등의 피하지방이나 셀룰라이트가 이에 해당한다. 이처럼 웬만해선 지방이나 셀룰라이트가 빠지지 않는 모든 여성이 메조테라피의 시술 대상이다. 또한 지방분해 주사로 효과를 보지 못한 여성, 피부가 얇고 탄력을 잃은 여성, 튼살·처진살이나 수술 흔적이 있는 여성도 시술 대상이다.

● 시술 시간과 횟수

메조테라피 치료에는 종아리·팔뚝·배의 경우 5~10분, 허벅지의 경우 10~15분 정도 소요된다. 병원에 따라 차이가 있지만 처음에는 1주일에 한 번씩 4회를 시술받고, 2개월부터는 2주 간격, 그 뒤로는 한 달에 한 번 정도 시술한다. 보통 3개월 동안 총 10회 정도를 시술받게 된다.

● 시술 효과

메조테라피를 시술하면 대체로 한 달 안에 평균 5~6kg 정도 살이 빠진다. 첫 달엔 먼저 수분과 단백질이 제거된다.

그리고 두 달째부터는 순수하게 체지방만 빠지게 된다. 다만, 꾸준히 치료를 받아야 한다는 점을 기억하자. 한 달 치료 후 그만두면 빠져나간 수분과 단백질이 금세 되돌아오므로 요요현상을 겪게 된다. 평균 3~4개월 시술을 받으면 체지방의 제거로 효과를 체감할 수 있다.

메조테라피는 원하는 곳에 직접 약물을 주사하므로 효과가 좋고 빠르다. 또한 여러 가지 약물을 혼합하여 사용하므로 약물에 대한 내성이나 의존성 없이 다양한 효과를 얻을 수 있다. 따라서 메조테라피를 시술받으면 부분비만뿐 아니라 튼살, 탈모증, 잔주름, 피부 탄력과 색감이 개선되는 효과가 나타난다.

메조테라피는 비용 면에서 아주 경제적이다. 여러 번 시술할 필요가 없을 뿐만 아니라 극소량의 약물만 사용하기 때문이다. 특히 복부, 허벅지, 팔, 종아리 등의 비만에 좋은 효과를 볼 수 있다. 체중 감량이 목표라면 식이요법, 다이어트 약물 등을 병행하는 것이 좋다.

● 시술 후 경과

• 부작용 _ 극소량의 약물만을 사용하므로 약물이 전신에 흡수될 때 나타나는 전신 부작용이 거의 없다.

• 일상생활 _ 다른 치료법보다 통증이 더 적으므로 시술 뒤 바로 일상생활로 돌아갈 수 있다.

• 회복 _ 메조테라피의 경우 시술 부위에 멍이 들거나 주사 자국이 여러 군데 보일 수 있다. 이는 2~3일에서 1~2주까지 지속되기도 한다. 하지만 모세혈관은 회복

속도가 빨라 금세 깨끗해지니 걱정하지 않아도 된다.

✱PPC지방분해주사

PPC지방분해주사는 일명 '브리트니 주사'라고도 한다. 세계적인 팝스타 브리트니 스피어스에 의해 널리 알려진 탓이다. 하지만 이 주사는 브라질의 파트리시아 리테 박사가 1990년대 후반 처음으로 눈밑 지방제거 시술에 적용한 뒤 전 세계로 전파됐다. 우리나라의 경우에는 지난 2008년 4월에 식약청의 허가가 나면서 많은 인기를 얻고 있다.

PPC지방분해주사는 PPC라는 약물을 피부와 지방층에 주사해 체지방을 연소시키는 부분비만 치료법이다. PPC는 콩의 레시틴에서 추출된 포스파티딜콜린이라는 천연 물질이다. 이것은 농도가 낮아 안전하며, 체형 교정 효과가 크고, 치료 절차도 간단한 지방용해 약물이다.

● 시술 방법

PPC지방분해주사는 지방세포의 결합을 깨뜨리고 지방을 녹여 림프절로 흡수시킨 뒤 땀, 소변, 배변을 통해 배출시키는 원리를 이용한다. 시술은 부분비만이 있는 부위에 골고루 나누어 피하주사를 놓는 방식으로 진행된다. 주사 바늘을 4mm 이상 찔러 피하조직에 주사하며, 보통 3cm 정도의 간격으로 주사한다.

PPC지방분해주사는 계획을 잘 세워 시술해야 한다. 같은 양의 약물을 여러 차례 나눠 시술해야만 효과적으로 지방이 분해되고 몸에 무리가 가지 않기 때문이다. 보통 하루에 한 사람에게 사용할 수 있는 PPC의 최대량은 10앰플 정도이다.

PPC지방분해주사는 비교적 간단한 시술이라 마취가 필요 없고 흔적도 남지 않는다. 하지만 여성 가운데는 주사가 아프지 않으냐고 묻는 사람도 많다. 이 시술에는 가장 가는 바늘이 사용되므로 통증이 별로 없다. 따라서 두려워할 필요는 전혀 없다.

다만, 시술 전후에는 수분 섭취를 충분히 해두는 편이 좋다. 또한 시술 부위(팔, 다리, 턱밑, 복부)가 부어오르니 이를 감안해 편안한 복장을 입고 가야 한다. 복부 시술의 경우 시술 직후 대체로 1~2인치 정도 허리둘레가 늘어나게 된다.

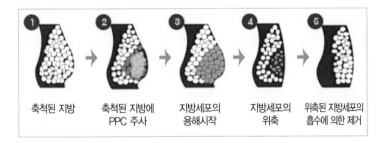

PPC 지방분해 과정

● 시술 대상

날씬한 편이지만 부분비만이 있는 여성에게 효과적인 시술이다. 이를테면 팔뚝과 아랫배 등에 지방이 집중적으로 몰려 있어 실제보다 더 뚱뚱해 보이는 경우가 이에 해당한다. 또한 꾸준히 운동을 해도 좀처럼 만들어지지 않는 라인이나 사이즈를 원하는 분에게도 적합하다.

다만, PPC는 콩에서 추출한 성분이기 때문에 콩 알레르기가 있는 여성에게는 투약할 수 없다. 또한 임신부, 수유부, 당뇨, 암, 심장 질환이 있는 여성에게는 시술이 불가능하니 주의하자. 참고로 체지방지수가 높은 고도비만, 전신비만, 갑상선저하증이 있는 여성에게는 PPC지방분해주사가 추천되지 않는다.

● 시술 시간과 횟수

시술에는 커피 한 잔 즐기는 시간인 15~20분 정도가 소요된다. 보통 1~2개월 간격으로 3회, 많게는 4~5회 정도 시술받는다. 2~3회 주사부터 체형의 변화와 체중 감소를 느낄 수 있다. 또한 부기가 완전히 빠지는 6~8주까지 지속적으로 사이즈가 감소한다. 주사 횟수는 시술 부위와 지방의 정도에 따라 더 늘릴 수 있다. 이때는 보통 약 4~8주 간격으로 시술이 이루어진다.

● 시술 효과

PPC지방분해주사는 몸의 모든 부위에 시술이 가능하다. 하지만 특히 팔뚝, 옆구리, 등, 허벅지, 턱밑과 같은 세밀한 부위의 부분비만 치료에 효과적이다. 한편 이 주사는 피부에 좋은 영향을 미쳐 처진 턱살, 팔의 군살, 허벅지 안쪽 살, 뱃살, 튼살, 탈모증, 잔주름 등을 개선하고 셀룰라이트의 제거에도 효과적이다. 이는 PPC가 섬유모세포를 자극하여 결체조직의 재생을 유도하기 때문이다.

보통 시술 뒤 1개월 정도가 지나면 평균 3~5kg, 최대 7~10kg까지 감량 효과가 나타난다. 다른 비만 치료와 마찬가지로 식이요법과 운동을 병행하면 더 좋은 결과를 얻을 수 있다. PPC지방분해주사는 지방세포를 직접 분해하므로 요요현상이 잘 나타나지 않는다.

● 시술 후 경과

• 부작용 _ 시술 뒤 피부에 열감(만지면 따뜻한 느낌)과 뻐근한 느낌, 홍반, 멍, 부종 등이 나타날 수 있다. 이러한 증상들은 빠르면 2~3일, 길어도 10일 이내에 모두 사라지니 크게 걱정할 필요는 없다.

• 일상생활 _ 간단한 시술이므로 일상생활에는 거의 지장을 주지 않는다. 음식이나 사우나, 운동에 대해 특별히 주의할 것은 없다. 다만, 2주 정도는 운동을 할 때 불편함을 느낄 수 있다.

에필로그

주홍글자

플라톤은 대화집인 《향연》에서 태초의 인간에 대해 이렇게 말한다. "우리 몸의 한쪽은 마치 넙처럼 납작하지요. 그렇습니다. 우리들 각자는 한 인간으로부터 분리된 반쪽입니다. 그래서 사람마다 나머지 반쪽을 찾아다니는 겁니다."

이는 인간이 원래 여성과 남성이 한 몸인 자웅동체였다는 뜻이다. 다만, 완전한 존재였던 인간은 그것을 질투한 신에 의해 곧 여성과 남성으로 분리되고 만다. 허무맹랑한 이야기 같지만 이는 어느 정도 일리가 있는 듯도 싶다. 섹스(sex)의 어원은 라틴어 섹수스(sexus)이다. 이 단어의 동사적 의미는 "나누다, 떼어놓다"라고 한다. 즉, "사물을 둘로 분할한다"는 뜻을 지니고 있는 것이다.

한편 비록 자웅동체는 아니지만 창세기에도 태초의 인간에 대한 신화가 두 가지 등장한다. 그중 창세기 1장에는 다음과 같은 내용이 나온다. "하나님이 당신의 형상대로 사람을 창조하셨으니, 곧 하나님의 형상대로 사람을 창조하셨다. 하나님이 그들을 남자와 여자로 창조하셨다." 이 이야기가 전하는 의미는 무엇일까? 나는 그것이 곧 여성과 남성이 동시에 창조된 평등한 존재임을 의미한다고 생각한다.

그런데 웬일인지 창세기 2장에는 또 다른 창조 신화가 하나 더 등장한다. 그것은 우리가 잘 아는 남성을 먼저 창조한 뒤 그 갈비뼈를 취해 여성을 만든 이야기이다. 게다가, 여성인 하와는 등장하기가 무섭게 뱀(악마)의 유혹에 빠져 아담까지 죄를 짓게 한다. 그 결과 인간은 유한한 존재가 되고 남성은 힘든 노동을 감수해야 하며 여성은 출산의 고통을 겪게 된다.

하지만 어쩐지 두 번째의 창조 신화는 뭔가 묘한 뉘앙스를 풍긴다. 마치, 여성에게 모든 비극에 대한 책임을 전가하는 듯한 느낌을 지울 수 없기 때문이다. 어쩌면, 이는 남성적이고 가부장적 역사가 시작되었음을 알리는 사건은 아닐까? 아주 오랜 세월 기독교가 서구 세계를 지배해 왔으니 말이다.

사실 기독교적 금욕주의의 역사에서 여성은 내내 타락한 존재였다. 특히 기독교적 가치관이 세상을 지배했던 중세에는 여성에 대한 불신이 극에 달했다. 예를 들어, 당대에 사랑의 교본으로 유명했던 〈장미 이야기〉에는 이런 말이 나온다. "성실한 여자란 불사조만큼 드물다. … 어미에게서 태어난 어떤 남자도 만취했거나 이성을 잃지 않는 한 여성에게 비밀을 털어놓으면 안 된다." 이는 곧 여성은 부도덕하므로 믿어서는 안 된다는 의미였다.

도대체, 이런 말도 안 되는 통념들은 왜 생겨나게 된 걸까? 나는 유명한 교부였던 토마스 아퀴나스의 말에서 그 해답을 찾을 수 있다고 본다. 그는 《신학대전》에서 "원래 여성은 남성에게 종속된다. 왜냐하면 남성은 이성적인 결정 능력이 더 우세하기 때문이다"라고 말했다. 이 말은 곧 죄를 잉태한 여성은 남성에 종속되는 부차적 존재라는 것이다.

물론 여성에 대해 왜곡된 시선을 보낸 것이 기독교만은 아니다. 이슬람 세계에서는 지금까지도 여성 차별이 현재진행형이다. 이슬람 국가에서 여성은 빈번하게 명예살인의 대상이 되며 일부다처제의 현실에서 살아야 한다. 또한 이슬람 여성은 여전히 베일(veil)을 써야 하는데 그 이유는 납득하기가 어렵다. 여성이 머리에 아무것도 쓰지 않으면 남성의 정욕을 불러일으키기 때문이라는 것이다. 이러한 일들은 여성에 대한 남성의 지배와 특권을 강화하고 여성에게 모든 책임을 전가하는 것이나 다름없다.

그렇다면 우리나라의 경우는 어떨까? 우리는 삼국시대에 여성이 왕이 될 수 있었음을 알고 있다. 더불어, 고려시대에는 남녀가 한 냇물에서 목욕을 할 수 있었다. 당연히 이런 세상이 여성에게는 더 살기 좋은 세상이었을 것이다.

하지만 조선시대에 들어온 후 여성들은 점차 자유를 잃기 시작했다. 특히 조선 후기에는 여성 차별이 절정에 이르렀다. 이는 조선의 남성들이 천인감응(天人感應)과 같은 심오한 성리학적 원리를 '남자는 하늘이고 여자는 땅'이라는 개똥철학으로 변질시킨 탓이다. 그리고 그 뒤 이 땅의 여성들은 여태껏 남성의 등쌀에 시달리고 있다.

많은 사람들은 지금이 양성평등의 시대라고 말한다. 여성의 지위가 크게 높아졌고 법에 따라 동등한 권리를 누린다는 것이다. 오히려, 어떤 면에서는 남성이 역차별을 당한다고 주장하기도 한다. 그런데 과연 그럴까? 나는 아직은 멀었다고 생각한다. 우리 사회의 뿌리 깊은 가부장적 문화가 이 세상의 절반인 여성에게 적지 않은 고통을 주기 때문이다.

우리는 여전히 여성과 남성의 성역할이 고정돼 있는 나라에 살고 있다. 즉, 대한민국에서 여성과 남성은 서로 동등한 존재로 여겨지지 않는다. 이는 여성에게 요구되는 조건들이 훨씬 많다는 점에서 잘 드러난다. 이를테면 남성들은 여성이 예쁘고 날씬하며 순종적이고 현모양처여야 하며, 게다가 경제적인 능력까지 있으면 금상첨화라고 생각한다. 여성이 무슨 슈퍼우먼이라도 되는 줄 아는 걸까?

반면 우리 사회에서 남성들은 여성들에 비해 상대적으로 덜한 압박을 받는다. 물론, 남성들이라고 성역할에 대한 압박을 받지 않는 것은 아니다. 예를 들어, 남성은 돈을 잘 벌어야 한다. 여성이 배우자를 선택할 때 고려하는 가장 중요한 요소가 바로 금전이기 때문이다. 다만 그것 이외에는 여성에 비해 조족지혈에 불과하다.

특히 외모와 성에 관한 한 여성에게는 훨씬 더 많은 요구가 주어진다. 우리나라에서 외모 때문에 입사에 실패했다고 생각하는 여성의 비율은 100명 중 62명이나 된다. 하지만 남성의 경우에는 겨우 100명 중 19명에 불과할 뿐이다. 게다가, 우리 사회의 성문화는 아직까지 여성에 대한 편견에 가득 차 있다. 남성이 방종이라고 할 정도의 성적 자유를 누린다면 여성에게는 여전히 순결과 정절이 강조되기 때문이다.

19세기 미국 문학의 걸작인 너대니얼 호손의 《주홍글자(씨)》에는 불굴의 여성이 한 명 등장한다. 보수적인 청교도 사회를 배경으로 하는 이 소설에서 주인공인 헤스터는 시련을 극복하고 자신의 위치를 극적으로 변화시키는 여성이다.

그녀는 젊은 딤즈데일 목사와 간통을 한 것이 드러나 간통(Adultery)을 상징하는 주홍 글자 'A'를 평생 가슴에 달고 살아야 하는 형벌을 받는다. 하지만 그녀는 결코 자신의 주위의 조롱과 멸시에도 불구하고 진정한 속죄와 참회로 끊임없이 이웃에 선행을 베풀면서 살아간다. 그리고 결국 그녀의 가슴에 수놓아진 'A'는 점차 '능력(Able)'과 '천사(Angel)'의 의미로 승화되기 시작한다.

그 이유가 어디에 있든 이 세상은 여전히 여성에게 친절하지 못하다. 하지만 그렇다고 해서 여성이 꼭 불행해야 할 이유는 없다. 나는 여성들이 좀 더 개방된 사회에서 보다 자유롭게 살아가는 날을 꿈꾼다. 다만 그 몫은 여성 자신의 것이다. 오랜 노력을 통해 헤스터가 자신에게 찍힌 'A'라는 낙인을 극복하고 새로운 'A'가 될 수 있었듯이 말이다.

부록

〈산부인과 여성 성형의 절차와 현장〉

-수술이 두려운 여성을 위한 현장 스케치

-병원 선택에서부터 사후 치료까지 꼼꼼 체크

프로필

이름 OOO | 나이 OO세 | 수술의 종류 : 소음순성형

🌸 그녀의 상황

그녀는 선천적으로 소음순비대증이 있는 환자였다. 아마, 중학교 3학년 때쯤 처음으로 문제를 발견한 듯했다. 그전까지 잘 몰랐는데 화장실에 다녀올 때 뭔가 찜찜한 기분이 들곤 했던 것이다. 하지만 얼마 안 가 상황은 더 악화되고 말았다. 팬티가 누렇게 되는 일이 잦아지는가 하면 때로는 몸에서 불쾌한 냄새가 나는 것 같았다. 또한 뭔가 거치적거리는 느낌 때문에 청바지조차 입고 다닐 수가 없었다.

어느 날, 그녀는 덜컥 겁이 났다. 혹시 몸에 무슨 병이 생긴 건 아닌가 하는 생각이 들었던 것이다. 하지만 누군가와 터놓고 상의할 수 있는 문제가 아니었다. 괜히, 이야기를 꺼냈다간 공연한 오해나 사기 십상이었기 때문이다.

며칠 뒤 그녀는 욕실 문을 걸어 잠갔다. 그러고는 쪼그리고 앉아 손거울에 그곳을 비춰 보았다. 그녀는 그만 소스라치게 놀랐다. 그곳에 뭔가 닭의 벼슬 같은 것이 비죽이 튀어

나와 있었기 때문이다. 그녀의 말 못할 고민은 그때부터 시작되었다. 그리고 그녀는 27살이 되는 지금까지 여전히 '처녀'로 남아 있다.

그런 그녀는 얼마 전부터 마음이 영 편치 못하다. 남자 친구와의 애정전선에 먹구름이 잔뜩 끼기 시작한 탓이다. 1년 전쯤 그녀는 자신의 마음에 꼭 드는 남자를 만났다. 하지만 두 사람은 이제 좀처럼 '진도'를 나아갈 수가 없다. 물론 그 책임은 대부분 그녀에게 있다.

때로는 눈을 질끈 감아 보려고도 했지만 그녀는 차마 그럴 수가 없었다. '혹시라도 들통이 나는 날에는 그가 어떤 반응을 보일까?' 그녀는 마음이 답답하다. 지금까진 '혼전 순결'을 핑계로 그럭저럭 방어하는 데 성공하고 있다. 하지만 언제까지나 그럴 수는 없는 일이다. 잘못하다가는 아예 그 남자를 잃게 될지도 모르기 때문이다.

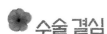

🌸 수술 결심

그녀는 아무래도 뭔가 대책을 마련해야겠다고 생각했다. 무슨 수를 쓰든 남자 친구만큼은 놓치고 싶지 않았던 것이다. 그녀는 고민하고 또 고민했다. 그러던 중 그녀는 인터넷 서핑을 하다 우연히 소음순성형에 관한 한 여성지의 기사를 읽게 됐다.

그날부터 그녀는 여성성형에 대한 정보를 꼼꼼히 체크했

다. 그 사이 그녀는 소음순성형에 대한 많은 사실들을 알게
됐다. 며칠 뒤 그녀는 남자 친구와 자신의 미래를 위해 투자
하기로 마음먹었다. 여성성형은 애인뿐만 아니라 자신의 인
생을 위한 일이었기 때문이다.

🌸 병원 선택

그녀는 인터넷을 통해 여성 클리닉 몇 군데를 체크했다.
특히 수술을 받은 여성들의 후기들을 집중적으로 읽어 보았
다. 어떤 병원은 과장 광고다 싶거나 지나치게 칭찬 일색의
글이 올라온 곳도 있었다. 그녀는 일단 그곳을 리스트에서
삭제했다.

최종적으로 그녀는 여성들의 평가가 좋은 병원 두 군데를
낙점했다. 그 뒤 그녀는 두 곳의 병원에 메일을 보내 수술비
용을 확인했다. 결과가 비슷하다면 굳이 돈이 많이 드는 병
원을 선택할 까닭이 없었기 때문이다.

그녀는 마지막으로 병원에 전화를 걸어 상담을 받았다. 죄
를 지은 것도 아닌데 마음이 영 불안하다. 하지만 수화기 너
머로 들려오는 자상하고 편안한 목소리에 한결 마음이 놓인
다. 그날 그녀는 상담과 수술할 날짜를 예약했다.

🌸 상담과 수술

전날 밤 : 그녀는 불안하다. 수술할 생각을 하니 가슴이 두
근거리고 잠도 잘 오지 않는다. 수술은 과연 잘될까, 아프지
는 않을까, 머릿속으로 여러 가지 근심들이 지나간다. 한참

을 뒤척이던 그녀는 12시가 넘어서야 겨우 잠이 든다.

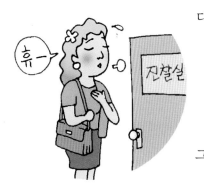

오전 7시~8시 30분 : 부스스한 얼굴로 잠에서 깨어난다. 수술을 받으러 간다고 생각하니 여전히 마음이 무겁다. 그녀는 계속해서 마음속으로 되뇐다. 아무런 문제가 없을 거야, 모든 게 잘될 거야, 모든 게…. 다만, 아침은 건너뛴다. 상담할 때, 수술 전에는 두 시간 정도 공복인 게 좋다는 말을 들었다.

세안을 마친 그녀는 수술에 대비해 가볍고 편안한 니트 스커트를 입는다. 또한 가방에는 생리대 2개와 혹시 몰라 준비한 팬티 한 장을 챙겨 넣는다. 상담할 때의 조언대로 말이다. 잠시 뒤 외출 준비를 마친 그녀는 가방을 메고 집을 나선다.

8시 30분~9시 20분 : 병원에 가는 길은 초행길이었다. 하지만 병원 홈페이지에 나와 있는 약도를 미리 출력해 두었기 때문에 별 문제는 없다. 그녀는 버스 정류장에서 목적지까지 가는 버스를 기다린다. 10분쯤 기다린 뒤 그녀는 ○○번 버스에 올라탄다.

30분 뒤, 그녀는 병원 근처의 정류장에 내린다. 약도에 나와 있는 건물들을 확인하고 그녀는 천천히 병원을 향해 걷는다. 금세 저만치서 병원 건물이 나타난다. 병원 건물 앞에 오니 두근두근 가슴이 요동치기 시작한다. 아침을 굶은 탓인지 배도 고프고…. 심호흡을 한 번 한 그녀는 병원 문을 열고 안으로 들어선다.

9시 20분~10시 : 병원에 들어와 보니 실내는 아늑하고 예쁘다. 상담실장에게 인사를 하고 상담을 시작한다. 전화 상담을 할 때처럼 나긋나긋하고 믿음이 가는 목소리에 다시 한 번 안심한다. 여성성형에 관한 이런저런 이야기를 하는 사이 간호사가 검사 준비를 위해 들어왔다.

곧 검사가 시작된다. 간호사는 친절하게 최대한 엉덩이에 힘을 빼야 편하다고 알려준다. 기분이 좀 묘하기는 하지만 검사가 그리 오래 걸리지는 않아 별로 힘든 건 없다.

검사가 끝나고 원장실로 들어선다. 온화한 미소가 인상적인 원장님으로부터 촬영과 검사 결과에 대해 설명을 듣고 상태에 따라 가장 적절한 수술에 대해 상담을 한다. 그 사이, 수술 준비가 모두 끝나 있다.

10시~11시 : 드디어 수술실로 들어선다. 수술대에 누워 있는 짧은 찰나 별의별 생각이 다 든다. 그런 내가 걱정스러운지 이런저런 말을 걸면서 간호사는 긴장을 풀어주려 애쓴다. 곧 원장님이 수술실로 들어온다. 온몸에 긴장감이 밀려온다.

잠시 후 마취가 끝났는지 그곳에 감각이 없다. 간호사는 다시 한 번 엉덩이에 힘을 빼야 편안하다고 알려준다. 수술 중 가끔 따갑다는 느낌이 들기도 하지만 그다지 힘들지는 않다. 긴장을 풀어주려는지 수술 내내 간호사는 내게 이야기

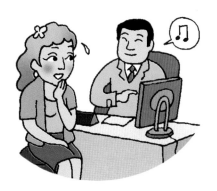

를 걸었다.

11시~12시 : 수술이 끝나고 화사한 병실로 이동한다. 한참 동안 누웠다 일어나서 그런지 머릿속이 다소 멍하다. 또, 긴장이 풀려서 그런지 기운이 하나도 없다. 간호사는 병실에 마련된 이불을 덮어준다. 침대 바닥이 따뜻하다.

수술이 끝나고 잠시 있으면 식사가 나온다. 아침을 못 먹어서 그런지 된장찌개 한 그릇을 맛있게 뚝딱 해치운다. 1시간쯤 편히 누워 있다 퇴원한다. 병원 문을 열고 걸어 나오는데 다소 뻐근한 느낌이 있다. 안 그래도 전에 상담실장이 예민한 사람은 좀 아플 수도 있다고 했다.

12시~1시 : 버스 정류장에서 버스를 타고 집으로 돌아간다. 치마 입고 오기를 잘 했다는 생각이 들었다. 막상 수술을 받고 나니 그동안 막연히 두려워했던 게 우습다. 별로 아프지도 않고 무섭지도 않은 수술이었던 것이다. 약간 부은 것 같은 느낌은 있지만 움직이는 것도 어렵지 않고 생리 현상을 해결하는 데도 별다른 문제는 없다. 원장님의 말대로 아침저녁으로 좌욕을 해야겠다고 마음먹었다.

후기

　몇 달 뒤, 그녀는 병원 게시판에
후기를 남겼다. 수술 한 지 한 달쯤
지났을 때 그녀는 남자 친구와 함께 제
주도로 여행을 떠났다고 한다. 그날 밤, 그
녀는 못 이기는 체하고 남자 친구를 받아들였다. 거사 후,
남자 친구는 마치 마라톤 대회에서 우승이라도 한 표정이었
다. 그녀는 그런 남자 친구의 모습을 보며 처음으로 여자로
서의 행복을 느꼈다. 진작 수술을 하지 못한 게 후회가 될
정도였다. 아마, 남자 친구는 그녀가 여성성형을 했다고는
꿈에서도 눈치채지 못할 것이다.